从内到外讲养生

张雪亮 _ 著

科学技术文献出版社
SCIENTIFIC AND TECHNICAL DOCUMENTATION PRESS
·北京·

图书在版编目（CIP）数据

从内到外讲养生 / 张雪亮著 . — 北京：科学技术文献出版
社，2024.1
ISBN 978-7-5235-0884-8

Ⅰ．①从… Ⅱ．①张… Ⅲ．①养生（中医）Ⅳ．① R212

中国国家版本馆 CIP 数据核字（2023）第 204684 号

从内到外讲养生

责任编辑：吕海茹	产品经理：韩 烨 马 瑶
责任校对：张吲哚	责任出版：张志平

出 版 者 科学技术文献出版社
地　　址 北京市复兴路15号 邮编 100038
编 务 部 （010）58882938，58882087（传真）
发 行 部 （010）58882868，58882870（传真）
邮 购 部 （010）58882873
销 售 部 （010）82069336
官方网址 www.stdp.com.cn
发 行 者 科学技术文献出版社发行　全国各地新华书店经销
印 刷 者 北京世纪恒宇印刷有限公司
版　　次 2024年1月第1版　2024年1月第1次印刷
开　　本 700×980　1/16
字　　数 167千
印　　张 14.5
书　　号 ISBN 978-7-5235-0884-8
定　　价 68.00元

目　录

上篇　品味中医

中篇　养病技巧

下篇　验案数则

上篇

品味中医

第一章　中医是门什么样的学科

我总结中医有以下几大特点。

第一，中医是关系医学。

中医学讲关系，这里我们主要讲两层关系。第一层指有没有和周围自然环境处理好关系，这叫天人合一。第二层指自身五脏六腑之间有没有协调好关系。"见肝之病，知肝传脾，当先实脾"，肝胆有问题，早晚会影响到脾胃，所以要提前健脾胃，预防脾胃的问题。"五脏六腑皆令人咳，非独肺也"，咳虽为肺之病变，但其他脏腑病变，也可影响肺而发生咳嗽，这也是一种关系。比如肝火旺的咳嗽，光用止咳化痰的药可能不管用，只用抗生素可能也不管用，中医讲究釜底抽薪，只要一清肝火，患者或许就能睡个安稳觉，否则"咳逆倚息不得卧"，也就是咳嗽尤其气喘时必须倚物呼吸，不能平卧。

第二，中医是模糊医学。

现在提倡中医药客观化、标准化，从长远目标来看是可行的，但也不能太绝对。

曾经有人在药房注意到一个现象。药方上是柴胡10克，总共7服，药工拿小药秤称70克柴胡，秤杆平平的，称得没问题。但药工是怎么分药的呢？他拿手捏，甚至直接拿秤盘往出倒。结果一称这7服，最重的和最轻的有可能差很多。

后来有人问我："张老师，您怎么看待这个问题？"我说："第一，'药食同源'，茯苓、山楂、生姜、薄荷等是食品，多点少点问题不大。第二，'是药三分毒''细辛不过钱'，当药工称细辛的时候，他敢不敢拿秤盘往出倒？'不过钱'，就是不能超过3克，他一倒的话，很可能都倒出去5克、6克了。遇到毒药的时候，他就会非常小心。例如生麻黄，患者年龄、体质不同，用量就不一样，量大了会导致发汗过多、大汗淋漓，甚至虚脱。"

中医说的阴阳表里、寒热虚实，怎么标准化？黄连是寒性的，肉桂是热性的，那丹参是什么药性呢？古书记载中，有人说偏寒，有人说偏温，有人说性平。大寒大热的药，一定不能搞混，但是稍微有点偏寒、偏热的没关系，关键要知道它们有什么作用，叫"舍其性取其用"。中医里很多概念是看不见、摸不着的客观存在，需要意会，需要悟性，但它们是有实际意义的。

第三，中医是中庸医学。

有句古语叫"有病不治，常得中医"，明代医学家张景岳也说："死以生为本，欲救其死，勿伤其生。"命是本，病是标。中医强调治病留人，治病是为了留人，千万别忘记治病的目的是什么。治病也好，养生也好，首先不要害人，我说的害人当然是无意害人，"勿伤其生"——不要伤他的身体。

有个老先生 80 多岁了，孩子很孝顺，带他去体检，查出来肠道息肉，需要手术，结果术后肺部感染，人很快就没了。假如他不去检查，没准儿还能多活几年。

之前在网上看到一个课题，招募 45 岁至 74 岁的人为其免费筛查肿瘤。它排除了年龄很大的人，这一点就非常好，因为高龄人群患肿瘤的可能性较大。

第四，中医是人文医学。

每个合格的中医大夫都应该是半个心理医生，要善于和患者沟通。对此，张景岳曾经写过"人情论"，包括"病人之情""傍人之情"和"同道人之情"，均会影响到治病效果。要做一个好大夫，人情世故不可不察。

第五，中医是结合医学。

中医是包容、开放的学科，会利用一切可能的手段去解决问题，如方书之祖《伤寒杂病论》，不仅记载了方药，还利用了火疗（温针、烧针、熏、熨）、针刺（风池、风府、大椎、肺俞、期门等）、灸法、导法（类似于开塞露）、"内药鼻中"、食疗等手段。

诊断上，中医讲四个字：望、闻、问、切。为什么诊断病症靠这四个字呢？因为在古代，没有其他手段，只能高度浓缩为这四个字。我们要利用眼下一切有帮助的手段来诊断病情。随着时代的发展，先进的诊断设备和手段都应该为中医所采用，而不是故步自封在"望闻问切"四个字上。从这个意义上讲，中医从来不是一个狭隘、保守的学科，相反，它鼓励兼收并蓄，是开放、包容的学科。我以为，只要治疗、调理疾病运用的是中医手段，靠的是中医思维，便是中医。至于是不是一个好的中医，那就要看疗效说话了。另外，"望闻问切"四个字后面，中医往往还要再加上四个字——四诊合参，就是要综合利用，综合参考，切不可过分强调其中的某一个字、某一种手段，比如个别人认为中医只需要看看脸、看看手、摸摸脉，就什么病症都能诊断出来，这明显是对中医的曲解。

再来讲一下如何学习中医。我认为学好中医有三要素。

第一是背。确实要背很多东西，对于中医经典，要选择性地背一些重要内容，特别是一些重要的方证和有指导意义的话。

第二是悟。程钟龄说"心悟者，上达之机；言传者，下学之要"。学中医和其他学科不一样的地方就在于心悟。中医易学难精，能不能学好不仅是爱好问题，更关键的还要看悟性高不高。

第三是用。实践出真知，能不能取得好的疗效，是验证中医学的根本。只要中医治病有疗效，它就会发展得越来越好。

第二章　论治病求本

《黄帝内经》中说"治病必求于本",究竟什么是本?老百姓常说中医治本就是去根,甚至有人片面地认为中医能把所有病都治好。有那么神吗?病来如山倒,病去如抽丝,中医、西医都没那么神。

张景岳把《黄帝内经》分门别类予以研究,写成《类经》,其中有一小篇文章,叫"求本论"。

什么叫"本"?张景岳说"本之一字,合之则惟一,分之则无穷",这是有深意的。"合之则惟一者,即本篇所谓阴阳也。"合在一起说,所谓的"本"就是辨清阴阳。"分之无穷者,有变必有象,有象必有本,凡事有必不可不顾者,即本之所在也。"在看病的过程中,有的是可以忽略的,有的是一定要照顾到的——就是本,也是当时的主要矛盾。本和标相对应,我认为标、本是灵活的,不同情况下,标、本的定义也不一样。

第一，疾病是本，症状是标。

中医学有两大特点：辨证论治、整体观念。但是，很多人过分强调辨证论治，而忽略了辨病论治。

长沙马王堆汉墓出土的《五十二病方》是目前发现最早的方书，顾名思义，就是针对52类疾病辨病的方子。中医经典《伤寒论》中的"辨太阳病脉证并治上""辨太阳病脉证并治下"等也都是以辨病为篇名的。

辨病既包括中医诊断的病，也包括西医诊断的病。新中国成立70多年以来，我个人认为中医学最大的进展是药理毒理的发展，是辨证辨病结合的发展。

比如头晕、头痛是症状，那是颈椎病导致的还是高血压导致的？是梅尼埃病还是脑子里长了东西？抑或是查不出原因的血管神经性头痛？不同的病因治疗方法是不一样的。

如果只考虑中医的辨证，不考虑西医的辨病，可能治疗还没见到效果，就耽误了病情。在疾病和症状面前，疾病是本。

第二，原发性疾病是本，继发性疾病是标。

原发性疾病和继发性疾病，中医叫先病、后病。张景岳说："先者后之本，从此来者，须从此去。"病从哪里来，还从哪里去，这很关键。

特别是治疗热性病，中医最反对关门打狗、闭门留邪，一定要给邪气以出路。比如紫癜性肾炎，如果只关注肾脏，忘记肾病由过敏性紫癜发展而来，治疗效果就不理想。过敏性紫癜在中医看来，类似于风证，所以要祛风。古语说有一分恶寒，便有一分表证。但即使没有恶寒也可能有表证，因此可以祛风解表。原发性疾病、继发性疾病一起治疗，效果相对来说自然比较理想。

第三，慢病是本，急病是标。

有句话大家都很熟：急则治标，缓则治本。外感发热，得先解决发热问题；出血了，需要先解决出血问题；急性痛症，需要先解决疼痛问题；更不用说一些心脑血管突发性的问题了。

然而，张景岳把急定义为本，把慢定义为标。我个人认为叫什么不重要，它们的意思是一样的——先治疗着急的事儿。医圣张仲景在《金匮要略》里也说："夫病痼疾，加以卒病，当先治其卒病，后乃治其痼疾也。"先治疗突发性疾病，慢慢再考虑慢性病。

说到急性、慢性的问题，中医并不是慢郎中。

我有个师兄是某综合医院的中医科主任，现在已退休好多年了。他曾经用理中汤治愈了两例消化道大出血的患者。脾统血，对于脾气虚弱的人来说，理中汤的效果非常好。

针灸也是如此。上大学时，我为了踢球经常顾不上吃晚饭，所以胃不好。有一次胃痉挛，疼得很厉害。同学想送我上医院，我说先拿针灸试试。我记得非常清楚，同学给我的中脘穴扎了一针，疼痛立马就消失了。

第四，病因是本，疾病是标。

人为什么会得病？要搞清楚。《十问歌》里有一句"九问旧病十问因"，意思是要帮助患者找病因，这非常重要。作为临床大夫，有责任去帮助患者寻找病因。《黄帝内经》也说过，"必伏其所主，而先其所因"，想抓住主要矛盾，一定要"先其所因"，即先去寻找它的病因。当然，有时能找到有时找不到，但不积极想办法去找，肯定找不到。

关于人为什么会生病，我总结了五种原因。第一种是病从口入，比如高血脂、脂肪肝、糖尿病、肥胖症等。第二种是不爱运动，有的病是懒出来的。第三种是病由境生，大环境、小环境导致的病。第四种是病由心生，心理情绪压力导致的疾病。最后一种是命中注定，这里有两个含义，第一个是从基因角度讲。有人小心翼翼养生，但还会得大病；有人既抽烟又喝酒，活到八九十岁，谈笑风生。怎么解释？基因决定的。第二个含义，确实有很多病找不到原因。

中医大夫需要在问诊过程中快速帮助患者找到病因。曾经有个女孩，白细胞计数总是很低，我问她是做什么工作的，回答是化工厂的化验员。我高度怀疑是工作原因导致的，之后女孩换了工作，白细胞计数逐渐正常了。

第五，心理问题是本，身体问题是标。

心理问题、情绪问题、压力问题是根本，和很多病的发生密切相关。每个中医大夫都应该是半个心理医生。

心病还需心药医，假如是心理和情绪问题导致的疾病，药物作用很有限。有的病是气出来的，有的病是担惊受怕出来的，有的病是自闭出来的。临床上，有的患者心躁，静不下来，要想办法让他静下来。对于不爱出门的患者，要想办法让他走出门去。解决患者心理问题对临床疗效的提高起着非常重要的作用。

有一个主诉顽固性失眠的老太太，不仅受失眠困扰，还做过两次癌症手术，同时心脏也不好，还伴有高血压、糖尿病等疾病。张仲景有很多治疗失眠的方子，如酸枣仁汤、栀子豉汤、黄连阿胶汤、百合地黄汤、百合知母汤，但对这个老太太的效果都不理想。相由心生，她最初来看病时根本就不会笑，面相和她的情绪、内在密切相关。我通过和她简短的聊天就找出了病因，原来是生儿子的气。儿子离婚时给了前妻一套房子，这套房子在北京中关村，当年一平方米3000多元，后来涨到10万元。她一想起来就心疼，睡不好觉。

很多朋友学过《心经》，《心经》强调的是心无挂碍。由于心不静导致失眠的比比皆是，黄连阿胶汤、栀子豉汤其实治疗的也是由心火亢盛导致的失眠、反复颠倒、心中懊恼。这样的病，假如解决了心理问题，很多症状都会迎刃而解。

当时门诊患者很多，所以我不可能跟老太太解释太多，只是送了她一句话："什么时候再想这个问题，你就想，你走的时候能带走一毛钱吗？"我这句话可能不太好听，但人人都是赤条条来、赤条条走。这个老太太此后很长时间追随我看病，逐渐变得眉开眼笑，和开始时判若两人，症状也得到了缓解。

第六，证是本，症是标。

证是本，症状是标，甚至主诉都是标，所以才有这句"见痰休治痰，见血休治血……明得个中趣，方是医中杰"。这就是中医的辨证，也是中医的精髓之处。

以常见的咳嗽来说，有人干咳半年，舌苔厚腻，以前用的方子是百合固金汤、清燥救肺汤、沙参麦冬汤、麦门冬汤等，全是养阴的。因为主诉干咳，所以大夫就认为是阴虚，思维跟着主诉走了。但是舌苔厚腻，要听主诉的还是听舌脉的？舌脉和症状相比，哪个更重要？

张景岳说："症以脉为本。"《黄帝内经》中说："能合脉色，可以万全。"假如主诉、诊断和舌脉能对上号，那叫万全，否则辨证失误。

有一个说法叫"舍脉从证"，认为症状反映了疾病本质，而脉象说明病情复杂。就像细脉，细脉一定是虚证吗？不一定，细脉也可以主湿证。李时珍的《濒湖脉学》中说："细脉萦萦血气衰，诸虚劳损七情乖。若非湿气侵腰肾，即是伤精汗泄来。"湿和虚都可以导致细脉。舌脉的重要性是第一位的，症状和主诉是第二位的，不能被症状和主诉牵着鼻子走。

第七，主证是本，次证是标。

从中医辨证来看，一个患者有时会有两个以上的证同时存在，比如既有肺热，还有脾胃虚弱及瘀血、痰湿等，这时候，要认识到哪个是最需要解决的证，针对主证遣方用药。

举个例子，张仲景的《伤寒论》记载："伤寒中风，有柴胡证，但见一证便是，不必悉具。""但见一证便是"指的就是柴胡证，这里专指小柴胡汤证。"不必悉具"，言外之意，还有别的证同时存在，如里虚寒证、里实热证、桂枝汤证等。为什么只需要用小柴胡汤，而不用考虑其他的证呢？因为小柴胡汤是调达少阳枢机之方，兼有解表、扶正、清热等功效，如果有轻微的表证、里虚寒证、里实热证存在，用小柴胡汤即可解决问题。另外，此处一定是以柴胡证为主，其他为次，且其他证不太严重，否则就会用柴胡桂枝汤、柴胡桂枝干姜汤、柴胡加芒硝汤甚至大柴胡汤了。

第八，患者是本，医生是标。

《黄帝内经》中说过"病为本，工为标"，工就是医生，病是指患者。很多病的重点在患者本人身上，如果患者不听医生的话，那医生也解决不了他的问题。我曾经见过两例食道癌患者，都已经明确诊断为食道癌了，每天还要喝超过1斤（500克）的酒。如此下去后果如何，大家心知肚明。

本书特别强调养病，因为很多病，假如患者不配合，再好的中医、西医也解决不了问题。吃出来的毛病要管住嘴，气出来的毛病要调整心情，懒出来的毛病要动起来，等等。有句话叫"自己是自身健康的第一责任人"，从某种意义上讲是很有道理的。

第九，命是本，病是标。

中医认为最大的本是命，疾病只是标。前面提过，张景岳说："死以生为本，欲救其死，勿伤其生。"中医强调治病留人，反对过度检查、过度治疗。

中医有道有术：方药、针灸等治疗方法叫术；而"治病必求于本"的理念是道，它可以指导一切中医养生和临床问题。

第三章　养病是一种智慧

　　到医院去探视患者，经常会听到一句话："好好养病吧。"不说治而说养，这里面包含了中医学的智慧。一是不要着急；二是很多慢性病确实很难根治，比如糖尿病、高血压、慢性肾病、慢性肝病、慢性肺病、慢性胃病等，无论是中医还是西医，都很难彻底治愈，更不能短时间之内治愈。

　　老百姓还经常说"三分治七分养"，这句话来源于唐朝著名诗人刘禹锡的诗："生疾不必太忧心，三治七养谨而慎。不遵医嘱祸临头，谨于摄养病难存。"诗歌强调如果不注意生活方式、不重视保养，医疗的作用是很有限的。

　　临床上确实也是如此，以很常见的胃食管反流为例，首先应该从改变生活方式开始，避免暴饮暴食，睡前两小时不吃或者少吃东西，戒烟限酒，避免或少吃辛辣食物、酸性食物、高脂肪食物，以及巧克力、咖啡、浓茶、碳酸饮料等。另外，要注意减肥，适当运动，抬高床头，避免饱餐及食后运动。还有，避免进食可能促进反流的食物如米粥等，胃食管反流多由胃酸过多引起，而经常喝粥特别是小米粥则会刺激分泌更多的胃酸，加重反流。如果不注意以上事项，无论是中医还是西医，不但治不好胃食管反流，还有可能使其越来越严重。

养病其实属于广义养生的范畴，养病也并不是对疾病的姑息。发病初期就要及时应对，但很多疾病不能根治，只能控制，在治病的同时调养自身，尽力达到祛病延年的效果。情绪舒畅，食饮有节，起居有常，从容面对疾病，提高生活质量。

希望患者不要执着于疾病，而是通过养病来反省自己的生活方式。像糖尿病这样的病是很难彻底治愈的，但是，假如管住嘴、迈开腿、按时服药、乐观对待，战略上藐视它、战术上重视它，将血糖稳定在一定范围，病情就不会发展，且很难出现并发症。即使出现并发症，也会出现得比较晚。这叫与疾病和平共处，带病长寿。

有病不仅要去治，还要强调养，这其实是中医学的智慧。治养结合，让身心都保持在最佳的状态。

中篇

养病技巧

第四章　三治七养脾胃病

《黄帝内经》里说"脾胃者，仓廪之官，五味出焉"，中医把包括胃肠道等在内的整个消化系统及其功能叫作"脾胃"，把脾胃比作粮食仓库。中医还认为脾胃为气血生化之源，是后天之本，"有胃气则生，无胃气则死"。《明医杂著》中也说："胃司受纳，脾司运化，一纳一运，化生精气，津液上升，糟粕下降，斯无病矣。"人降生到世间就要摄取饮食，靠后天脾胃功能吸收饮食的精华，变化生成能被身体利用的水谷精微，运送到全身，转变为气血津液等各种生命物质，维持生命活动。所以脾胃功能对身体健康非常重要。

人体中，胃像个大粮仓，被称为"太仓"，可以容纳各种食物，负责初步加工，把食物磨碎、腐熟。脾像个物流公司，主要负责运化，"运化水谷精微""运化水湿"，把消化吸收来的营养物质运送到全身，并参与水液代谢。

脾主升，胃主降；脾主运，胃主纳；脾喜燥恶湿，胃喜润恶燥。

提到脾胃，就不得不提"金元四大家"之一的李东垣。他认为脾胃在人体生理活动中最为重要，提出"内伤脾胃，百病由生"，写出了代表作《脾胃论》。在李东垣的时代，战乱频繁，百姓流离失所、穷困潦倒、担惊受怕、忍饥挨饿，脾胃受伤者不少。在那个动荡的时代背景下，他自然而然会重视脾胃。脾胃在五行里属土，因此李东垣的观点被称为"补土派"，他发明了很多健补脾胃的方子，最有名的当数补中益气汤。

俗话说"老胃病"，"老"不一定代表年纪大，而是发病时间长、缠绵难愈的意思。我在临床上见过的最年轻的"老胃病"也就是慢性胃炎患者才刚过 10 岁。

脾胃病因为证型不同，表现自然不一。有人胀气，有人胃疼，有人感觉胃里凉，有人感觉胃灼热。有人表现为胃中嘈杂，总感觉不舒服，具体又说不出怎么不舒服，有点胃酸没反上来的感觉；有人以反酸为主，稍微多吃一点，胃就反酸，还经常打嗝，睡觉时甚至会被反酸呛得难受，必须坐起来，否则就喘不上气；有人表现为没食欲，中医叫纳呆；还有人吃下去不消化。这些都属于胃部不适，症状各不相同。

对待脾胃病需要对证下药。比如，如果曾有过剧烈情绪波动，就需要采用疏肝理气的方子缓解脾胃不适。

得了脾胃病要注意不能吃过饱，不吃刺激性的食物，少吃甜食，同时还要注意情绪稳定，尽量放松，不要着急、发愁或者思虑过度，否则容易加重胃病。

脾胃病通常是由不良生活习惯引起的，自然要三分治七分养，改变不良的生活方式，否则很难治愈。

脾胃病是怎么来的？

脾胃大家李东垣认为脾胃病以脾胃内伤最为常见，主要有三大原因：一为饮食不节；二为劳逸过度；三为情志不畅。我认为最核心的是饮食不节和情志不畅。

先说饮食不节。主要是食量、食物、食速不当造成的，最常见的是吃得过多、吃得过好、吃得过快。

1. 食量：千万不可吃过饱

前面提过，脾胃类似粮食仓库，胃主受纳水谷，脾主运化精微，以供应人体需要的各种营养物质。过饥过饱或饥饱无常会打乱脾胃的受纳、运化节奏，导致脾胃虚弱。经常暴饮暴食，超过脾胃的运化能力，食物就积存在胃肠，一来影响营养的吸收和布散；二来聚湿生痰化热，导致疾病。另外，暴饮暴食还会引起西医的急性胃肠炎、急性胃扩张、急性胰腺炎，诱发心脑血管疾病，危害极大。

老人和儿童尤其不能吃得太饱。儿童正处在生长发育时期，脾胃功能不强，吃多容易积食，而积食又会导致各种问题。《寿亲养老新书》强调："尊年之人，不可顿饱，但频频与食，使脾胃易化，谷气长存。"意思就是老年人不宜吃得过饱，但可以少食多餐。

特别需要注意的是，晚上更不能吃得太饱，有关养老的中医书《老老恒言》中说："日中而阳气隆，日西而阳气虚，故早饭可饱，午后即宜少食，至晚更必空虚。"晚饭饱食不仅对脾胃不好，还影响睡眠，"胃不和则卧不安"。

在疾病初愈阶段，脾胃比较虚弱，如果饮食过量，会引起疾病复发，中医称作"食复"。《黄帝内经》中说："病热少愈，食肉则复，多食则遗。"

2. 食物：主要说说少吃什么食物

少吃生冷的食物，饮食需要中焦阳气的气化，生冷寒凉食物会消耗更多的中焦阳气，也容易导致脾胃虚寒。

少吃太糙太硬的食物，否则容易损伤胃体。

少吃或少喝辛辣刺激、肥甘厚味、酒、咖啡、浓茶等，特别是胃病患者更要注意。

3. 食速：忌吃得过快

孙思邈讲："食当熟嚼，使米脂入腹，勿使酒脂入肠。"《养病庸言》说："不论粥饭点心，皆宜嚼得极细咽下。"连粥都强调不要吃得太快，可见养病特别是养胃病，饮食习惯何等重要。

食物在口腔里初步和唾液混合研磨，再经过胃、小肠、大肠，固态转化为液态才能被吸收，转化、吸收不了的变为糟粕排出体外。嚼得越碎、越充分，被吸收的比例就越高。狼吞虎咽、咀嚼不充分，食物的营养吸收利用率就会降低。

另外，吃得过快一般和食量过多成正比，也就是和肥胖程度成正比。吃饭速度放慢，延长就餐时间，尽量用少量的食物获得更多饱腹感，通过细嚼慢咽帮助减肥。

再来说说情志不畅。

相对饮食来说，情绪更不好控制。郁闷、生气、焦虑时，可以用微笑掩饰，但是胃肠不会作假，它会疼胀、会反酸、会给我们真实的反馈。

脾胃病对情绪非常敏感，可以说是一种"情志病"。

中医讲七情：喜、怒、忧、思、悲、恐、惊。七情和五脏的功能密切相关。《黄帝内经》中说"人有五脏化五气，以生喜怒悲忧恐"，还讲"怒则气上，喜则气缓，悲则气消，恐则气下……惊则气乱……思则气结"。人体的气机在不断升降沉浮，如果脏腑的升降功能出了问题，就会百病丛生。人体的健康和疾病的轻重，与自然界和人体内的气机升降息息相关。

七情过度直接影响气的升降运动，对五脏六腑均有损伤。脾胃为气血生化之源，是气机升降的枢纽。情志失调，导致脾胃气机升降失常、运化失职，就会出现相应的临床病征。

"怒则气上"，肝主藏血，主疏泄，调畅气机，促进和调节气血运行。疏泄正常，体内的气血运行才能通畅。肝主疏泄包括调畅情志，情志过度也会反过来影响肝的疏泄功能。过怒导致肝气疏泄太过，气往上走，甚至血随气升。张仲景说"见肝之病，知肝传脾，当先实脾"，生气发火伤肝，而肝克脾，所以肝病最先传脾土。肝失疏泄会使脾胃功能失常，导致胃痛、腹痛、泄泻、呃逆等。

"悲则气消"，悲忧伤肺而致肺虚，会累及脾土（子病犯母，土生金，脾胃归土，肺属金）。肺与大肠相表里，肺气虚，肺失肃降，津液不能下达，推动无力，则大便艰涩难出。

"恐则气下""惊则气乱"，惊恐伤肾而致肾虚，肾虚蒸化失司，水湿内蕴，也会影响脾的运化功能。又因脾肾先后天相互资生即后天养先天，先天滋后天，肾阴阳精气的损伤，也可累及脾。

"思则气结"，《黄帝内经》中说："思则心有所存，神有所归，正气留而不行，故气结矣。"思虑过度，气机凝滞，升降失常，脾气受损，运化失职，胃腑失和，会出现各类脾胃病症。

脾胃病非一朝一夕形成，是长期"作"出来的，既然是长期不良习惯导致的，就要改变习惯，吃出来的要调整饮食习惯，情绪导致的要疏肝和胃，这就是养病。

早餐不可不吃

《老老恒言》中认为"日中而阳气隆，日西而阳气虚，故早饭可饱，午后即宜少食，至晚更必空虚"，早餐吃好、晚餐吃少是养生长寿之道，也是养胃的关键。

早餐是一天中最重要的一餐，意义重大。经过一夜睡眠，身体10多个小时一直在消耗能量却没有得到补充，此时人体需要早餐来补充并储藏能量，保持精力旺盛。

不吃早餐不仅会使人精神不振、减弱消化系统功能、导致机体抗病能力下降，还会使人在午饭前出现强烈的饥饿感，不知不觉吃下过多食物导致肥胖。长期不吃早餐还可能诱发各种疾病，比如胆囊息肉、胆结石等。

对儿童及青少年而言，不吃早饭会影响生长发育甚至学习成绩，所以家长要起好带头作用，让孩子养成良好的吃早餐习惯。

早上起床 20 ～ 30 分钟后再吃早餐比较合适，吃好早餐讲究以下两点。

1. 早餐要吃热食

前面提过，生冷寒凉的食物会消耗中焦阳气，吃热食能保护胃气。早晨，肌肉、神经及血管都处于收缩状态，假如吃冰冷的食物，会使体内各个系统更加收缩、血流不畅，日久易伤胃气，使机体吸收不到食物精华，或食欲减退，或大便稀溏，或面色发黄、皮肤粗糙，或时常感冒。

2. 早餐要富含水分和营养

碳水化合物应该作为早餐的主角，其不仅能提供充足的热量，还能提高大脑的活力和人体对牛奶、豆浆中营养素的利用率；还要摄入充足的水分，既可帮助消化，又可为身体补充水分；搭配适量的蛋白质和脂肪，如鸡蛋、豆制品、瘦肉、花生等，不但可使食物在胃里停留较久，还能使人整个上午精力充沛；再加上水果和蔬菜，补充水溶性维生素和纤维素。具体可以吃热粥、燕麦片、豆花、豆浆、芝麻糊等，配上面包、蔬菜、水果等。

晚餐不宜过饱、过晚

1. 晚餐不宜过饱

《黄帝内经》中说"胃不和则卧不安"，《诸病源候论》中也说："夫食过于饱，则脾不能磨消，令气急烦闷，睡卧不安。"晚上吃得太饱，脾胃超负荷运转，长此以往，会导致食物积滞于胃，酿生湿热，壅遏中焦，上扰心神，胃气失和，进而导致气机升降不利、阴阳失调，最终影响睡眠。中老年人如果长期晚餐过饱，还容易导致糖尿病。

另外，晚餐不宜太过油腻，特别是高血压、高血脂患者。入睡后血流速度减慢，血压降低，如果晚餐摄入高蛋白、高脂肪等高热量的食物，会导致血液黏稠度增加，促进动脉粥样硬化和微小血栓的形成，从而诱发心脑血管疾病。

2. 晚餐不宜过晚

不少人因工作关系很晚才吃晚餐，或者喜欢吃夜宵，吃后不久就上床睡觉。日本有研究表明，晚饭和睡觉时间间隔越短，得胃食管反流病的危险就越高。另外，晚餐吃得太晚也会增加患尿路结石的风险。

说到早晚餐的时间，《养病庸言·六务》中说："早餐必在寅卯之间，中餐必在午前，晚餐必在戌前，此精其时也。"寅卯之间，是指凌晨 3 点到早上 7 点；午时是 11 点到下午 1 点，午前就是 11 点前；戌时是晚 7 点到 9 点，戌前是晚 7 点以前。实践起来可以根据个人的时间表稍微调整，例如早餐在 6 点半到 7 点半，午餐 11 点半到 12 点半，晚餐 6 点半到 7 点半。现代研究也证实，早上 7 点前后、中午 12 点前后及晚上 6 点前后，这 3 个时间点人体的消化功能特别活跃。

哪些信号提示你需要养胃了?

很多人在饮食上不忌口,或者暴饮暴食,天长日久胃就开始出现不适,如果出现以下症状就要多加注意:①口苦;②呃逆;③反酸。

1.口苦的原因

有人晨起以后会感觉嘴里发苦,口苦是一种病吗?

《黄帝内经》对口苦是这么讲的:"帝曰:'有病口苦,取阳陵泉,口苦者,病名为何?何以得之?'岐伯曰:'病名曰胆瘅。夫肝者,中之将也,取决于胆,咽为之使。此人者,数谋虑不决,故胆虚,气上溢,而口为之苦。'"还说,"肝气热,则胆泄口苦""胆病者,善太息,口苦"。

口苦在《黄帝内经》里叫"胆瘅",病机是"胆虚,气上溢"或胆火上炎,继发病位在胆,原发病位在肝。肝主谋虑,"数谋虑不决"的人,什么事情都思来想去,易肝气郁结,郁久化火,随之影响到胆,使胆火上炎或胆气上溢,出现口苦。

胆瘅的意思是胆热,通俗点来说就是由肝胆的火引起的。这种人爱生气,面红目赤——面红一般是暗红,目赤是白眼球血丝明显,另外眼屎较多,容易头晕,经常便秘。这类人还易血压高,舌质较红,舌苔偏黄,脉象弦滑。不少肝胆火旺的人喝酒、生气后会突发心脑血管疾病。

心火也可导致口苦。苦在五行里属火,《黄帝内经》中说"南方生热,热生火,火生苦,苦生心"。苦跟心相关,舌为心之苗,心开窍于舌,心火上炎,也会口苦。心火旺的人常感觉眼干口苦,口舌生疮，舌尖较红，睡眠不佳。这类人的舌头上大多舌苔少，甚至无舌苔，中医称为镜面舌，还常常口干，以夜间为重，眼睛干涩。这种体质应少吃热性的食物，如葱、姜、蒜、辣椒、羊肉、腌制卤制食品，应该多吃养阴的食物如木耳、银耳、蘑菇等菌类，严重者可以食用麦冬、百合、石斛等中药养阴降火。

张仲景的《伤寒论》里有一类病，叫少阳病："少阳之为病，口苦、咽干、目眩也。"口苦是其典型症状之一，当然还有其他症状，如两胁苦满、默默不欲饮食、心烦欲呕等。少阳病的患者，多数是平素肝郁不舒之人，所以治疗口苦，既要清降胆火，又要疏肝解郁。

2. 打嗝怎么办？

胃病的常见症状之一是呃逆，俗称打嗝。胃气以和降为顺，正常情况下要往下降，而逆是往上，假如胃气上逆就叫呃逆。呃逆常见以下几种情况。

（1）胃寒。打嗝的声音低沉、有力，得温则舒，喝点温水或吃点热食，胃就会感到舒服些。

（2）胃火。打嗝声音洪亮，喜欢偏凉的食物和饮料，怕热，常伴有口臭。

（3）阳虚阴虚。无论是阳虚还是阴虚，打嗝一般都不连续，可能过一会儿打一下，不像胃寒和胃火的嗝那么密集。

打嗝有时会伴有反酸，应该少吃甜、辣、酸性的食物，避免食用小米粥，米饭也要少吃，总的来讲吃面食比吃米饭好。睡前2小时尽量避免吃喝。枕头垫高一点。情绪上也要注意，生气、着急或紧张均会加重。

张仲景有一个方剂——橘皮汤,用生姜配陈皮治疗胃寒打嗝。陈皮理气,生姜降逆止呕,还可以温胃散寒。如果症状不严重,可用生姜6克、陈皮3克泡水喝,水煮更好。中医还有个古方叫丁香柿蒂散,用柿子的蒂搭配丁香,再加人参和生姜,配合在一起对打嗝很有效。这两个方子的药材既是食物也是药物,比较安全。

消化不良时胃容易不舒服,有堵住的感觉,不太容易打嗝,也不会反酸,胃镜报告往往是浅表性胃炎。很多人平常很少运动,胃蠕动得慢,自然容易消化不良。建议饭后适当站立或者散步,不要坐着不动。当然也不宜饭后立即剧烈运动,这同样对胃有害,容易造成胃下垂。

3. 生理性反酸和病理性反酸

胃病最常见的症状之一是反酸,中医叫吞酸或吐酸。

《黄帝内经》中说"中焦如沤",中焦脾胃像一个发酵的池子,胃受纳、腐熟水谷,脾运化水谷精微,整个过程类似发酵。假如胃气不降,或者食物在胃里停留时间过长,腐熟发酵的物质往上逆冲,就会吐酸水。吐出来者叫吐酸,冲到一半又吞下去,叫吞酸。

反酸常分为两种证型。第一个证型叫饮食积滞,常见原因是暴饮暴食,特别是晚餐,这种反酸常表现为口臭口苦,舌苔厚腻。这种证型的患者要注意均衡饮食。第二个证型叫肝气犯胃,情绪不良时,有人会感觉胃中不适,胀气、打嗝、反酸。

反酸又可以分成生理性反酸和病理性反酸。

生理性反酸主要在饭后发生,时间较短,一般不引起症状,主要是下面几种情况刺激胃酸分泌增加。

（1）精神紧张，过度疲劳，情绪不良。

（2）饮食不当，如过甜、过咸、过辣、过酸、过冷、过烫的食物都能刺激胃酸分泌增加。还有某些粗粮，以及红薯和马铃薯这些含有大量淀粉、糖的食物，会刺激胃产生大量胃酸。

（3）其他，比如长期应酬喝酒、生活不规律、不定时用餐、吸烟等。

病理性反酸一般持续时间长、次数多，多数还会伴有其他症状，现代医学认为是由下面几种情况引起的。

（1）食管动力异常如胃食管反流病、贲门失弛缓症、食管裂孔疝、贲门及胃切除术后、神经性疾病和弥漫性食管痉挛等。

（2）消化性溃疡、胃泌素瘤等。

（3）食管解剖异常、食管憩室等。

（4）上消化道肿瘤：食道癌、胃癌等。

（5）各种原因引起的食管炎、急慢性胃炎及十二指肠炎等。

（6）胃排空障碍：胃轻瘫综合征、幽门梗阻等。

（7）其他功能性消化不良等。

对于反酸，中医有一个名方——左金丸，成分是黄连和吴茱萸，比例是 6∶1，煎煮或泡水代茶饮都可以，主要针对打嗝、反酸、胃里嘈杂、胃胀甚至疼痛，平时性急，不怕冷，舌边、舌尖发红，辨证属肝胃有热的人群。

保护胃黏膜靠喝粥行吗？

一般说到胃不舒服，很多人都会建议说："喝点粥吧。"但是，这种说法针对的是没有肠胃疾病的人群，对于本身已经有胃病，尤其是有胃食管反流的人来说，粥并不能养胃，反而会加重反酸。

粥，尤其是小米粥，属于酸性食物，如果胃本就反酸，再喝酸性的东西，就会加重病情。对于健康人来说，小米粥这种酸性食物也不适合经常食用，容易出现类似反流的症状。

在此建议，容易反酸者或胃食管反流的患者最好避免食用小米粥，以免加重胃部不适；对于没有任何胃部疾病的群体可以少量、短期吃小米粥，最好避免长期食用。

西医有很多治疗胃病的药物，其中一类是胃肠黏膜保护剂，把胃黏膜保护起来，这样胃酸腐蚀破坏的伤害力度就能相对小一些。中医也在不断发展，二十世纪四五十年代，甚至更早，海派中医就提出来一个概念：护膜法，比如章次公先生，建议用白及、瓦楞子、赤石脂、凤凰衣（鸡蛋内膜）等中药来保护胃黏膜。经过临床科研证明，凤凰衣对褥疮、烧烫伤、鼻黏膜的溃疡，还有陈旧性的肉芽肿均有一定效果。

再推荐一个简单的食品——藕粉，先用一点凉白开把藕粉一点点化开，然后用开水冲开。如果经济条件较好，再买点白及粉，冲好藕粉后往里放上半勺或一勺白及粉，上午喝一次，睡觉前喝一次。这两种粉都可以保护胃黏膜。

胃食管反流和咽炎傻傻分不清

"炎"字由两个"火"字组成，有人会说只要是炎症，一定有"火"。其实，这个结论不太准确，炎症可能是火，也可能是寒。慢性浅表性胃炎、萎缩性胃炎、非萎缩性胃炎，可能是胃热，也可能是胃寒，可能由肝气犯胃导致，也可能由寒湿阻胃导致。

胃病有时候不一定表现在胃，如常见的胃食管反流，其常见表现是胸骨后胀满，同时有放射性烧灼样疼痛或不适。

胃食管反流反的不仅仅是胃酸、胃内容物，甚至气体都可以往上返，所以有时患者感觉到反酸水，有时又感觉不到，只觉得从胃到嗓子甚至口腔很不舒服，严重者甚至后背疼。

还有人开始基本没有症状，就是嗓子难受，声音嘶哑，像咽炎的感觉，于是经常吃润喉片。时间久了，慢慢出现胃病症状。为什么呢？反流性食管炎一开始反流的胃内容物会直接反流到咽喉，咽喉在反复的刺激下，会感觉不适，检查后会发现是咽炎，但实际上病因在胃，所以仅仅治疗咽喉，一般没有疗效。

有一位患者，患病6年，每天反酸、打嗝、胃痛，诊断为胃食管反流。长期吃奥美拉唑，效果不好，后来症状逐渐加重，伴口干、咽喉不适。我诊断属于中医的肝胃郁热，因为患者工作压力较大，情志不畅，肝郁化热，肝热横逆犯胃，于是出现反酸、打嗝、胃脘灼痛。治应清肝泄热，和胃制酸。方用枳实、白术行气和胃；柴胡、黄芩疏肝泄热；蒲公英、败酱草清肝胃郁热，且败酱草制酸效果很好；郁金、元胡清热疏肝，行气止痛；炒山药、炒莱菔子和胃消食；煅瓦楞子抑酸治标；桔梗、青果、木蝴蝶利咽喉，针对咽喉不适。患者自称有严重咽炎，我认为可能是胃食管反流导致，也可能咽炎与反流并存，不必较真儿。用了 10 服中药，不适症状全部消失，之后数年随访再未明显发作。10 服中药对 6 年的胃食管反流的疗效竟然如此之佳，让这位患者感到非常神奇。同时，我还叮嘱他饮食不能过饱，忌辛辣、油腻，不喝浓茶、咖啡，戒酒，少吃甜食。

这个病例提示我们，反复咽喉不适，还可以到消化内科就诊。反省一下自己的饮食习惯，是不是吃甜食太多，吃刺激性食物太多，或者经常吃得太饱，这些都很可能导致反流性食管炎。记住，咽喉不适也可能是吃出来的问题。

胃食管反流喝中药有讲究

针对胃食管反流，中药效果通常还是不错的。但有人反馈说吃药后临床症状反而加重，其实，不一定是中药的问题，大部分是因为没有注意以下问题。

（1）临睡前不要吃药。临睡前喝水会增加反流，吃中药同样如此，要安排在白天吃药，可以上午、下午各一次。

（2）一次不要吃太多。吃太多会增加反流，如果药汁熬得多，可以过滤药渣以后进行浓缩，也可以多分几次喝，不必一次喝完。

胃食管反流的患者按以上办法来吃药，疗效会更好。

如何应对胃溃疡？

除呕吐、反酸等一般胃肠症状，胃痛是胃溃疡最明显的临床表现。

怎样让溃疡糜烂面尽快愈合呢？改变不良的饮食习惯，如酗酒、吃辣、暴饮暴食。曾经看过邹孟城先生记载的一个针对规律性疼痛胃溃疡的饮食方法：不用吃药，每次在规律性疼痛发作前半小时吃一餐，最好是吃平常喜欢、容易消化而富有营养的食物，宜温食不宜冷食，宜软不宜硬；基本吃饱，至正餐时仍需随量而进；每天发作几次，就吃几次，不得间断，2～3个月胃痛会明显减轻，但仍需坚持至一年以巩固疗效。该方法对服用时间、方法、食物都有明确的要求，需要持之以恒。

中药治疗胃溃疡效果不错，比如乌贼骨，又叫海螵蛸，有止痛、止血、敛疡与制酸的作用，因此常被用来治疗消化性溃疡。乌贼骨的制酸作用甚至比氢氧化铝、氧化镁等西药还要好。还有一味特别重要的中药：蒲公英。

寻常蒲公英有奇效

蒲公英味甘苦，性寒，归肝、胃经，能清热解毒，擅疗疔疮、恶肿、结核，还能消肿止痛、利尿通淋，对消化性溃疡疗效较佳。清代王洪绪在《外科证治全生集》中记载："炙脆存性，火酒送服，疗胃脘痛。"朱良春先生认为："蒲公英的镇痛作用不仅在于它能清胃，还在于它能消瘀，凡胃脘因瘀热作痛，用其最为相宜。而胃溃疡之疼痛，配合养胃之品，又可奏养胃消瘀、镇痛医疡之功。如能选用其根，晒干研末吞服，效尤佳良。"

另外，幽门螺杆菌阳性患者也可以试试蒲公英。幽门螺杆菌是一种寄生在胃内的细菌，是世界上人群感染率最高的细菌之一。感染了幽门螺杆菌后，有人毫无症状，有人可表现为上腹部隐痛、打嗝、腹胀等，也有人会出现口臭等不适。蒲公英有愈合糜烂和溃疡的作用，新鲜的蒲公英最好，如果没有新鲜的可以选择干品。新鲜的蒲公英用20克，干的蒲公英用15克，泡水喝，坚持1～2个月。

因蒲公英性凉，脾胃虚寒的患者就不太适合使用了。

不同胃病的中医名方

宋代《太平惠民和剂局方》（简称《局方》）里有个名方叫平胃散，方歌是"平胃散中朴陈皮，苍术甘草四般宜"。共四味药：厚朴、陈皮、苍术、甘草。苍术、甘草算一组，能燥湿健脾；厚朴、陈皮算一组，能行气理气。用的时候，还要加上生姜和大枣。这几味药，燥湿健脾和理气两方面配合，能达到和胃的目的。《局方》里说："常服调气暖胃，化宿食，消痰饮，辟风、寒、冷、湿四时非节之气。"

如果中焦湿气较大，症状以恶心呕吐为主，可在平胃散的基础上加藿香、半夏，叫不换金正气散，因为用了半夏，所以祛湿止呕功效更强。

再介绍一个方子——丹参饮，有三味药：丹参、檀香、砂仁。出自《时方歌括》，能活血祛瘀、行气止痛，治疗血瘀型胃病。假如气滞血瘀严重，还可以加上失笑散。失笑散只有两味药——五灵脂和蒲黄，有活血化瘀的作用。很多中医治疗气滞血瘀型胃痛喜欢用丹参饮加失笑散。

如果胃病主要表现是胃胀，有个方子叫枳术丸，只有枳实和白术两味药。这种胀气的表现不仅在胃，有时还表现为胸胀。大便干的，要用生白术，生白术既可健脾还可通便，当然，生白术用量要大一些才可以见效，一般起步是30克。如果大便不干甚至溏泄，就用枳实配炒白术。

如果感觉胃里发热、发烫，舌红苔黄，大便干，伴有牙龈肿痛，则为胃热。有个方子叫玉女煎，有熟地黄、石膏、知母、牛膝、麦冬五味药。这里最关键的是石膏，石膏性凉，是清肺热、胃热常用的中药。凡是胃热引起的口腔问题、便秘等，都可用玉女煎。

如果食欲不佳，没有胃口，中医叫纳呆，常用焦三仙：焦山楂、焦神曲、焦麦芽。当然还有其他药物，如鸡内金、炒莱菔子等都可以开胃助消化。

有些老中医不论治疗什么病都要加点健胃消食药，特别是看儿科病的时候，经常加上炒麦芽和炒莱菔子等，可以起到一举两得的作用：一是帮助消化吸收，消化吸收很关键，"有胃气则生，无胃气则死"，保护胃气就是保护人体的消化功能，何况有些中药还容易伤胃；二是炒麦芽的焦香味可以改善中药的味道。

适合胃病患者的几款药膳

1. 芡实薏仁山药粥

原料：芡实 30 克，炒薏苡仁 30 克，山药 50 克，糯米 100 克，砂糖 30 克。

制作：同煮成粥。

功效：健脾化湿、益气养血。适用于慢性胃炎、食欲不振等的治疗，特别适合老人、小孩和身体虚弱的人。

2. 陈皮粥

原料：陈皮 15 克，大米 50 克。

制作：将陈皮水煎取汁，加大米煮为稀粥；或将干陈皮研末，每次取 3 ~ 5 克调入稀粥中服食，每日 1 次。

功效：行气健脾、化痰止咳。适用于脾胃气滞、脘腹胀满、消化不良、食欲不振、恶心呕吐、咳嗽痰多、胸膈满闷等症状。

3. 蒲公英炖猪肚（羊肚）

原料：猪肚（羊肚）1 个，蒲公英 100 克。

制作：将蒲公英蒸出汁液，留汁去渣，再以蒲公英的汁液来炖猪肚（羊肚）至肉烂，吃肉喝汤。

功效：清热养胃。适用于热郁型胃溃疡患者，以及急性胃炎表现为胃脘胀痛不舒、恶心、呕吐、心烦嗳腐者。

4.羊肉暖胃汤

原料：鲜羊肉1斤，生姜3片，香附子9克，香砂仁9克，食盐、味精少许。

制作：鲜羊肉切成大块，汆水后与生姜片、香附子、香砂仁一起放入砂锅中，用小火炖3小时后，加入食盐、味精调味即可。

功效：温中暖胃、散寒止痛。适用于胃肠隐痛、腹胀便溏、胃肠痉挛、胃气上逆，或胃、十二指肠溃疡属于胃寒型者。

便秘危害多

便秘患者经常会有腹胀、腹痛的感觉，严重时须借助药物灌肠辅助通便。大便在肠道里长期堆积，会不断产生各种毒素，导致食欲变差、失眠、烦躁不安，这也是便秘患者会出现口臭、放屁特别臭的原因。因为粪产生的毒素会被肠道吸收，通过血液送达身体的每个部位，所以经常便秘的人会出现面色晦暗、皮肤粗糙、毛孔粗大、长黄褐斑或者痤疮、疲乏、心烦等现象。

特别要注意的是，对高血压、冠心病患者来说，便秘十分危险。因为很多便秘患者都有用力排便的习惯，这时血压会升高，耗氧量增加，血管收缩，容易突发心绞痛、心肌梗死、脑卒中等心脑血管意外，甚至猝死。

老年人为什么容易被便秘缠上？

老年人食量和运动量明显减少，胃肠蠕动力减弱，消化液分泌减少，肠道里水分也减少，这些因素导致食物在肠内停留过久，水分被过度吸收，从而出现便秘。

饮食习惯对大便很有影响，水和膳食纤维充足，口味清淡，大便就易排出。有些老年人牙齿脱落，嚼不烂东西，喜欢吃些低渣精细食物，还有人图省事干脆整天喝粥，导致体内纤维素少，肠道蠕动慢，更容易造成便秘。

发生便秘，不要强行解大便，可以临时用些通便措施。最早的"开塞露"是医圣张仲景发明的。

《伤寒论》里有两个方子，一个叫蜜煎导方，把加热后的蜂蜜卷成小条状，放凉以后，直接像开塞露一样塞入肛门，蜂蜜条化开，大便软化，自然容易排出；还有一个叫猪胆汁导方。张仲景发明了这两种"开塞露"。

精神紧张、心情不好的老人多数会便秘。因为不良情绪也会影响大肠蠕动，气机郁滞，腑气不通，诱发便秘。通常这种便秘，粪便不干但排泄困难；有时粪便就堵在肛门口，但无力便出，非常痛苦。

老年人便秘大多虚实夹杂，以虚秘、冷秘、气秘为主。老年人用泻药，用量不好把握，用量小了不管用，用量大了拉裤子。另外，总用大黄、芒硝类泻药，老年人也受不了。要注意慎用泻火通便和破气药物，应以润肠为主，同时加入理气健脾的药物。

有的便秘患者自己买番泻叶泡着喝，见效以后就长期喝，这很危险。番泻叶里含有蒽醌，长期服用蒽醌类泻药会导致结肠黑变病。有研究证明吃泻药导致结肠黑变病的最短时间是一个月，肠镜里会看到肠子变黑，停用泻药半年到一年后可以减轻。假如继续吃泻药，肠子变黑的同时可能出现肠息肉、腺瘤甚至结肠癌。

所以不要随意擅自服用泻药，应根据病因施用健脾、益气、温阳、养血、润燥等药物。同时还要注重调整饮食结构，保证一定量的水果蔬菜和富含粗纤维的食物。

便秘的分类

中医讲辨证，便秘可以分成实虚两类，实证便秘包括热秘、气滞便秘，虚证便秘包括气虚便秘、阴虚便秘和阳虚便秘。

热秘：主要表现为大便干结，腹胀满，疼痛明显，拒按，面红身热，口干口臭，心烦口渴，喜饮冷水，小便短赤，舌干而红，苔黄而燥，脉数有力。

气滞便秘：主要表现为大便干结，或虽然不干但很难便出，或难以便净，腹胀，打嗝，食欲减退，胸胁胀满疼痛，或经期胸胀，苔白腻，脉弦紧。

气虚便秘：表现为大便并不干硬，或虽有便意，但临厕努挣而不易出，汗出气短，便后乏力，面白神疲，肢倦懒言，语声低怯，舌淡嫩，苔薄白，脉细弱。

阴虚便秘：表现为大便干结如羊屎状，口燥咽干，渴不欲饮，头晕耳鸣，两颧红赤，手足心热，心烦少眠，潮热盗汗，形体消瘦，腰膝酸软，舌红少苔，脉细数。

阳虚便秘：表现为大便干或不干，排出困难，面色白，腹中冷痛，四肢不温，或腰膝酸冷，小便清长，舌淡苔白，脉沉迟。

下面重点展开说明阴虚便秘和阳虚便秘。

阴虚便秘：增液汤

打个比方，船行在河面上，船就是大便，河水就是人体的阴液。如果水太少甚至没有水，船怎么走得动呢？

有位老年女性，经常八九天无法大便，眼睛干，鼻子干，舌质干红，像镜面一样，还有不少裂纹。这种便秘，就是典型的阴虚便秘。我给她使用的中医名方叫增液汤，顾名思义，增加人体阴液的意思。

这是《温病条辨》里的方子，治疗阳明温病，阴虚体质，数日不大便。原书说具有"增水行舟"之功效，就是让河里增加水，船才能走起来。原方就三味药，玄参30克、麦冬24克、生地黄24克，全是滋阴清热的，没有泻药，但能治疗阴虚便秘。

有人观察了几千例便秘患者，发现便秘与肾虚有密切关系，特别是肾阴虚，大便干得像羊屎球。另外，肾阴虚经常伴有其他表现，比如，其中的54例便秘患者，44例有明显腰酸症状，41例有明显头晕症状。

对于阴虚便秘，还有一个规律，一般叫什么仁的药都能通便，如桃仁、杏仁。"仁"的油脂含量较高，可以润肠通便。另外，杏仁可以宣肺，肺与大肠相表里，肺气得宣，也有助于大便通畅。

再介绍一个用于阴虚便秘的小方——双仁双子茶。

出现阴虚的症状如腰酸腿软、失眠多梦、神疲无力、咽干、眼干、便干、皮肤干等，可以试试此方。

女贞子、枸杞子各 10 克，郁李仁、火麻仁各 6 克，煮水喝，一天 2 次，代茶饮。

阳虚便秘：济川煎

还是打比方，船在河里走，虽然不缺水，但缺动力，没有油，没有电，没有划船的桨，船自然也走不动。

有一天，门诊来了一位 50 多岁的男性，便秘严重，畏寒严重，精神萎靡，是典型的阳虚。为该患者使用济川煎后，效果很好。

济川煎主要由当归、牛膝、肉苁蓉、泽泻、升麻、枳壳组成，主治肾阳虚弱、大便秘结、精津不足，具有温肾益精、润肠通便的作用。最重要的一味药是肉苁蓉，又叫大芸，多生长在内蒙古阿拉善地区，颜色深，长长的，我曾经拿着一根长一米三的肉苁蓉去做节目，它的主要功效就是温阳通便。

下面介绍一个治疗阳虚便秘的药膳。

肉苁蓉脏是内蒙古的地方名吃，"脏"的意思是肉羹。它的味道好，适用于阳虚便秘的朋友。

肉苁蓉脏（出自《太平圣惠方》）的制作方法：糯米半斤浸泡 6 小时，沥干后小火干焙，再加入肉苁蓉 15 克，加水小火煲煮。羊腿肉 1 斤，切成肉丁，用花椒水、葱姜水抓匀去腥，再加入少许干生粉继续抓匀备用。锅中放入少许油，下入羊肉丁，断生后烹入料酒；捞出肉苁蓉后，把煲煮的糯米下入锅中，出锅前放少许盐即可。

肠胃不好，老拉肚子怎么办？

慢性结肠炎是一种慢性、反复性、多发性的以结肠、乙状结肠和直肠为发病部位的炎性肠病，常见症状是腹痛、腹泻、里急后重、便下黏液、便秘和泄泻交替性发生，时好时坏，反复发作。

火热导致的腹泻，往往是里急后重，肛门灼热，味道很臭。张仲景有个方子叫白头翁汤，方用白头翁、黄连、黄柏、秦皮泻火止泻。白头翁苦寒，入大肠、胃经，有清热、凉血、解毒的功效，能清泄胃肠邪热，还能治疗牙痛、出血性痔疮。

寒邪也会导致腹泻，张仲景也有对证的方子叫桃花汤，用赤石脂、干姜、粳米来治疗。

还有些人是肾阳虚导致的腹泻，有个方子叫四神丸，通过温肾阳来止泻。

人在生气紧张、担惊受怕的情况下也会出现腹泻，西医叫肠易激综合征。这种腹泻，往往是肚子疼，排便以后疼痛立止。痛泻要方主治这种腹泻，共四味药：白术苦温，补脾燥湿，为君药；白芍酸寒，柔肝缓急止痛，与白术配伍，为臣药；陈皮辛苦而温，理气燥湿，醒脾和胃，为佐药；防风燥湿以助止泻，为脾经引经药，为佐使药。

如果逢年过节喝酒吃肉太多闹肚子，但不想吃药怎么办？这里推荐三种药食同源的物质。

第一是马齿苋，是一种野菜，没有新鲜的可以使用干的，熬水喝。

第二是炒芡实，也叫鸡头米，有补脾止泻的作用，煮粥吃。

第三是葛根，可以吃葛根粉。

马齿苋、炒芡实、葛根粉可以放在一起吃，也可以隔三岔五换着吃。

阳虚腹泻：四神丸

既然阴虚、阳虚都可以导致便秘，那是不是也都可以导致腹泻呢？其实不是，阴虚一般不会导致腹泻，阳虚导致腹泻常见的是肾阳虚。

肾阳虚腹泻，首先要有阳虚的表现，如形寒肢冷、腰膝酸软、疲倦乏力、小便清长、夜尿频多、舌质淡、舌体胖、齿痕明显、脉沉细无力。

肾阳虚腹泻什么时间都可以发生，但多表现为五更泻，也叫肾泻、鸡鸣泻。五更是凌晨 3 点到 5 点，这时患者被大便憋醒，肚子还疼，匆匆起床去厕所。排出的大便稀糊，混杂不消化的食物，中医称为完谷不化，经常能听到肚子里叽里咕噜的响声。

有个名方叫四神丸，温肾散寒，涩肠止泻，专门针对肾阳虚腹泻，多见五更溏泻、肠鸣腹胀、食少不化、久泻不止、面黄肢冷等症状。四神丸顾名思义主要有四味药：补骨脂补命火，散寒邪，为君药；吴茱萸温中散寒，肉豆蔻温暖脾胃，涩肠止泻，均为臣药；五味子收敛固涩，是为佐使药。四者共奏温肾暖脾、涩肠止泻之功。

有的肾虚腹泻不完全是虚证，可能既有肾虚还有肝郁等。曾经有位患者，慢性腹泻 17 年，已经对中西医治疗丧失信心，最后是他妻子拽他来就诊的。第一次来的时候，他说话非常不客气，直接问到底能不能治好，我回答试试看。结果只看了三次，十几年的腹泻竟然痊愈了！他就是肝郁肾虚型腹泻。

针对肾阳虚腹泻，还有一个外用方。

吴茱萸 10 克、食用盐 3 克，放入布袋，密封，微波炉内高火加热两三分钟，再用双层布包裹药袋子，先在手背上试下温度，温热又不烫手为最好。肚脐周围抹点凡士林，把药袋子放在神阙穴，也就是肚脐的位置，均匀地来回推熨，力度由轻到重，每次 15 ～ 30 分钟。

有人做过试验，证实吴茱萸外用方对肾阳虚腹泻有明显的缓解作用。

痢无止法

中医有句话叫"痢无止法"，对于像热毒在内导致的腹泻、痢疾，中医禁忌收涩之法，尤其是初期热毒正盛时，用收涩法可能立刻就能止泻，但热毒蓄积于体内，病情随后会越来越重。用清热的方法，甚至攻下的办法，邪气得去，腹泻、痢疾往往很快就会缓解甚至痊愈。因为是用通的方法治疗腹泻、痢疾，这种方法被中医称为"通因通用"。

一个动作防治痔疮

对于痔疮患者来说，有个养生小秘诀——"撮谷道"，即提肛动作。"谷道"即肛门，古人将肛门称为"五谷残渣之泄道"，"撮"是肛门收缩上提。提肛不仅可以缓解痔疮，对尿道括约肌也有好处。当然，不是说经常做这个动作，痔疮就会消失，但可以稳定病情或缩小痔疮。

另外，提肛对养生保健乃至长寿都有益处，乾隆皇帝能活到 89 岁高龄，与他几十年如一日坚持"撮谷道"不无关系。具体操作是：缓慢匀和地以鼻吸气，稍稍用力收缩小腹，以意念提起肛门及会阴，稍停，放松，缓缓呼气，放松肛门，一吸一呼为一息。每日坚持做 2 ~ 3 次，每次坚持 5 ~ 10 分钟。

此法适合各年龄段的人群，尤其是中老年人，对于中老年人常得的痔疮、肛裂、脱肛、便秘等有良好的预防作用。

肛门处于人体经络的督脉处，督脉为"阳脉之海"，具有调节全身诸阳经气的作用。经常提肛可以使中气升提，脏腑强壮，并可调节气血阴阳，从而起到养生健体的作用。

现代医学也认为，提肛运动可增强肛门括约肌功能，加速静脉血回流，降低静脉压，增强肛门部位抵抗疾病的能力，促使肛肠病灶如痔疮、肛瘘消失，达到治疗疾病的目的。此外，提肛还可调节肠胃功能，对便秘和腹泻有调节作用。

痔疮患者对辛辣刺激的食物非常敏感，如辣椒、生姜、大葱、蒜头、茴香等，应少吃或尽量不吃。多吃蔬菜水果，多喝水，不吸烟，不喝酒，饮食定时定量，饭吃八分饱。

另外还要培养良好的排便习惯。大便时不看手机、不读书，时间不宜过长。便后用温水清洗肛门，提倡坐便，保持大便通畅。

摩腹好处多

摩腹法是调理肠胃功能的重要方法，古人认为"腹宜常摩"是养生要诀，又称其为摩脐腹、摩生门。经常摩腹不仅可健脾和胃、理气消食，还可以改善肥胖、冠心病、高血压、糖尿病等疾病的症状。

具体方法是：闭眼仰卧，双手五指并拢叠加起来，按在腹部，以肚脐为中心，面积由小到大，力度由轻到重，速度由慢到快，顺时针方向绕肚脐旋转按摩。力量要适度，动作要流畅。按摩 3～5 分钟即可，每天 2～3 次。一般在饭后半小时进行，按摩时自然呼吸。对于便秘者来说，多按摩腹部，能推散浊气，加强肠道蠕动，改善便秘。

怎么忌口？

很多患者拿到处方后会问："吃药忌什么？"也有人模糊地知道中医讲究吃药忌腥膻发物。那么吃中药该忌什么？

张仲景在《金匮要略》里说"所食之味，有与病相宜，有与身为害，若得宜则益体，害则成疾，以此致危"。所以，得病后饮食应该有禁忌，一般称作"忌口"。《调疾饮食辨》里也说"病人饮食，藉以滋养胃气，宣行药力，故饮食得宜足为药饵之助，失宜则反与药饵为仇"。饮食得当，可以促使药效更好地发挥作用；饮食不当，会抵消药效或起到相反的作用。

通常吃中药禁忌辛辣、油腻、生冷、黏滑、腥膻等物，张仲景在《伤寒论》桂枝汤方后注中提出"禁生冷、黏滑、肉面、五辛、酒酪、臭恶等物"，在后面很多方剂的注意事项也都提出"如桂枝法"，或"忌口如常法"。

张仲景既然说忌口有常法，那就应该有变法，什么是忌口的变法呢？个人认为，应该是根据不同体质、不同疾病、不同用药、不同的特殊时期或特殊情况而有不同的忌口要求，内容广泛。

什么人需要补？不要跟着感觉补

中医进补有个基本原则，就是《黄帝内经》中说的"虚则补之"。不虚不能补，不该补的时候去补，不仅对身体起不到好的作用，还可能适得其反。

医学上有个名词叫"人参滥用综合征"，是说不该用人参的时候用人参进补，会补出很多毛病来，如皮疹、瘙痒、头晕、血压高、发热、流鼻血、过度兴奋、精神错乱等。

我在临床上也见过一些因乱补导致的问题。比如有些老年人看见家里的保健品快过期了，就抓紧时间吃，结果短时间内把血压补高了，这样的高血压我给它起个名字叫"食补性高血压"。这种高血压，一般把补品停了，根据辨证慢慢调理，都会恢复正常，因为这不是真正的高血压病。

进补还有个常见误区，就是容易跟着感觉走。有人感觉自己不舒服，如乏力、头晕、手脚心发热、盗汗、性功能低下，就认为自己虚，该吃补品；还有人说，喜欢吃什么，就说明体内缺什么。这种认识不正确。有时，喜欢什么是一种病因，是加重疾病的因素，比如抽烟、喝酒，应该去之，而不是补之。这是中医的智慧，是辨证法。

所以虚不虚不能凭症状、感觉说了算。

近几年有个时髦的词叫慢性疲劳综合征，是亚健康的表现形式之一。很多人认为乏力是身体虚的表现，但事实并非如此，乏力可以是虚，也可以是其他问题，比如热毒、湿气、瘀血等。乏力如果见于舌苔厚重、身材胖大者，一般属于湿。这时，不仅不能补，还应该利湿、化湿，进补只会导致湿邪加重，乏力越来越严重。

头晕也不见得就是虚，《黄帝内经》中有"因于湿，首如裹"之说，意思是身体里湿气大，感觉头部如同被布包裹一样，迷迷糊糊的。

男人性功能低下甚至阳痿、早泄，也不完全是肾虚，很多是肝郁的问题，也就是心理问题造成的，也可能是瘀血或者别的原因。因此即使吃再多的补肾壮阳品也不见效果，甚至适得其反。

症状归症状，感觉归感觉，是不是需要进补不能靠感觉，要透过现象看本质，通过望闻问切综合分析，最后根据体质决定是否服用补品。

进补要辨证

即使体质虚，也要分清虚在什么地方，是气虚、血虚，还是阴虚、阳虚。只有了解清楚，才能有的放矢。气虚补气，血虚补血，阴虚补阴，阳虚补阳，气血两虚者气血双补，阴阳两虚者阴阳双补。一句话，什么虚就补什么。怎样才能知道究竟是哪方面虚呢？

1. 气虚证

主要表现为少气乏力、语音低微、食欲不振、食后腹胀、腹泻或便溏、易出汗、怕风寒、易感冒、脉虚或无力等症状。

气虚证应采用补气药物治疗。补气药物多为温性，凡阴虚火旺者不宜用。

常用补气药物：人参、党参、太子参、黄芪、山药、刺五加、白术、莲子、白扁豆、大枣、甘草等。

常用补气食品：牛肉、鸡肉、乳鸽肉、鹌鹑、海参、腐竹及猪、牛、羊肚等。

2. 血虚证

主要表现为面色苍白或萎黄、唇色淡白、头晕眼花、心悸失眠、手足发麻，女性行经量少、延期甚至闭经等。

血虚证应采用补血药治疗。一般的血虚证，可选用阿胶制剂、当归制剂、鸡血藤片、何首乌片、归脾丸等。

常用补血药物：当归、熟地黄、阿胶、何首乌、鸡血藤、白芍等。

常用补血食品：动物血、动物肝脏、动物脊骨、黑芝麻、黑木耳、红糖等。

3. 阳虚证

阳虚与气虚是一类，除气虚的表现外，还常有畏寒肢冷、尿清便溏、白带清稀、阳痿早泄等。

常用补阳药物：附子、鹿茸、海马、海狗肾、鹿鞭、狗鞭、蛤蚧、巴戟天、肉桂、冬虫夏草、九香虫、杜仲、续断、狗脊、骨碎补、补骨脂、肉苁蓉、锁阳、淫羊藿、菟丝子、枸杞子、韭菜子等。

常用补阳食品：麻雀肉、狗肉、羊肉、虾，以及动物的肾、骨髓、蹄筋等。

4. 阴虚证

阴虚与血虚是一类，除有血虚的症状外，还常有午后潮热、手足心热、颧红盗汗、男子遗精、女子经量少等。

常用补阴药物：西洋参、天冬、麦冬、北沙参、玉竹、石斛、女贞子、墨旱莲、百合、生地黄、黄精、枸杞子、龟甲、鳖甲等。

常用补阴食品：豆腐、鳖肉、龟肉、兔肉、猪肺、猪蹄、蜂蜜、白木耳等。

选用补品时，还需注意补药的效力。补药有峻补和缓补之分，峻补类药物如人参、鹿茸等，应慎用，使用时必须遵医嘱，并严格控制剂量。

很多时候，最补的是清心寡欲。

第五章　先睡心，后睡眼

　　人的一生大概有三分之一的时间是在睡眠中度过的。睡眠是平衡人体阴阳的重要手段，是解除身心疲劳的重要方法。睡眠质量直接关系到生命的健康与质量，历来受到人们的重视。

　　《黄帝内经》对睡眠讲得比较详细，说睡眠是人体阴阳盛衰变化的结果，阴气盛、阳入于阴就容易入睡，阳气盛、阳出于阴就睡醒了。正常人，白天应该很精神，晚上才会出现困倦的情形。

　　现代医学认为睡眠应满8小时，从中医的观点讲，睡眠时间四季各有不同。《黄帝内经》提出，春夏季要适当晚睡早起，秋季要早睡早起，冬季要早睡晚起，根据大自然的变化来调整作息。

　　失眠在中医里称不寐，它既是一种疾病，同时也是许多疾病的症状之一。有些人是入睡困难，有些人是容易惊醒，还有的人是早醒后再也睡不着。

孙思邈强调"先睡心、后睡眼",也叫先卧心、后卧眼。没有心事,不胡思乱想,睡眠往往较好。所以治疗失眠的时候,不要只想着用酸枣仁、柏子仁等安神,还要详细询问患者的心情、精神状态,调节情绪与调节睡眠同时进行,这叫标本同治,效果往往更好。当然,如果建议患者结合其他修心方法,如唱歌、跳舞、瑜伽、抄《心经》等,则效果来得会更快也更加长久。

要睡心,首先,心理上要进入安闲的状态,过于忙碌、压力太大时,只能睡眼而难以睡心。其次,要内心平和,无愧于心。曾国藩提到陆游"每以美睡为乐,盖必心无愧怍,而后睡梦皆恬,故古人每以此自课也"。我们要把思想、情绪、心理调整到最佳状态,有好心情,才有好睡眠。

什么是子午觉?为什么不能熬夜?

子午觉,是指在子时和午时按时入睡。子时和午时是两个非常重要的时辰,晚 11 点到凌晨 1 点是子时,这个时候阴气最盛、阳气初生,子时之前入睡有利于养阴;中午 11 点到下午 1 点是午时,此时阳气最盛、阴气初生,午睡有利于养阳。

子午觉的主要原则是"子时大睡,午时小憩"。晚上子时之前最好入睡,如果到了子时还不睡的话,阳气渐生且慢慢壮大,可能就不那么困了。对于不得不从事熬夜工作的人来说,与其一直熬到凌晨三四点钟,不如在子时睡上一会儿,因为这段时间的睡眠效果远远超过其他时间段。午觉只需要在午时休息 20 分钟即可,即使睡不着,也要闭目养神，以利于人体阴阳之气的正常交接。需要注意的是，午睡时间不宜过长，否则不仅浪费时间，还会扰乱人体生物钟，影响晚上睡眠。

有统计表明，老年人睡子午觉可降低心脑血管疾病的发病率，有防病保健意义。有些年轻人，特别是脑力劳动者，白天工作忙碌，精神压力过大，晚上又不注意按时入睡或夜生活过多，错过睡子午觉的时间或不能睡完整的子午觉，就会影响人体阴阳之气的正常生发，不利于体力和脑力恢复，也影响健康。

《黄帝内经》中说："春生，夏长，秋收，冬藏，是气之常也，人亦应之，以一日分为四时，朝则为春，日中为夏，日入为秋，夜半为冬。"人体的阳气，随着自然界的阴阳消长，也表现出消长出入的日节律运动，这是一种生理节律。

我们应尽量遵循自然规律，白天劳动，晚上休息，顺应自然、顺水推舟是最节能的生活方式。如果白天睡觉，黑夜工作，那身体就必须消耗精气来抵抗自然界的影响，破坏人体已经形成的调节机制。

如果能契合"日出而作，日落而息"的传统作息，是最好的，但也有很多人因为工作不得不熬夜，比如保安、医生、护士、司机等，上夜班避免不了，怎么能让熬夜的影响尽可能小一些呢？

一是消除思想负担。常熬夜者切忌忧虑和恐惧，应保持愉快的心情和稳定的情绪。

二是调整生理节律。常熬夜者应该调整作息时间，不断修改直到身体适应，保持稳定、规律、高质量的睡眠。

三是加强身体锻炼。根据年龄和兴趣选择运动方式，通过锻炼提高身体素质。夜班时如果感到精力不足或者想睡觉，可以做一会儿体操、打会儿太极拳或简单伸伸腿动动胳膊活动一下。

四是加强营养。应选择量少质高的蛋白质、脂肪，以及 B 族维生素食物，如牛奶、牛肉、猪肉、鱼类、豆类等，也可吃点干果如核桃、大枣、桂圆、花生等，有一定的抗疲劳的功效。

什么是失眠？

失眠，通常是有充分的睡眠条件和环境，但是对睡眠时间和质量不满意，并影响到白天社会功能的一种主观体验，包括入睡困难、睡眠维持困难、早醒、再入睡困难、睡后不解乏等，对生活质量有较大的影响。

人为什么会失眠？

失眠的成因太复杂，很难找到源头，可能是环境因素，也可能是心理因素，又可能是遗传因素，还可能是身体病变的表现形式，等等。

睡眠不好的常见原因有四个。

第一个是情绪问题，焦虑、郁闷、烦躁都直接影响睡眠。情绪问题从中医角度来讲就是心不静，前面提过的"先眠心，后眠眼"就针对这类人群，想睡眠好，首先心要静。

第二个是作息习惯不好，白天在床上躺的时间太长、赖床或者白天睡的时间太多。都说早睡早起，想要早起就得早睡，白天睡得多通常是因为晚上睡得晚。

第三个是突发事件，比如第二天要考试，就会影响睡眠。这种情况，一般事情解决以后失眠就好了。

第四个是由疾病导致的，例如胃部不适可以导致失眠，《黄帝内经》云"胃不和则卧不安"，还有心血管疾病也可导致睡眠不好。还有一种老年人的常见问题——不宁腿，又叫不安腿，腿放哪儿都不舒服，也会影响睡眠。

昼夜节律紊乱，比如倒时差、轮班导致的睡眠障碍，属于一过性的，不属于失眠。

失眠很好诊断，它是一种主观体验，医生只要倾听患者的描述，大多数情况下能很快诊断出，只有很少情况下，才需要借助多导睡眠测量仪等进行检查。

失眠的危害

失眠对身体所造成的危害，你知道多少呢？

曾经有个调查，一所大学里竟然有多达 27.7% 的大学生存在不同程度的失眠问题，造成他们失眠的原因有很多，如长期熬夜、不良的睡前习惯、学习和就业方面的压力、人际关系问题、周围环境的改变等。

偶尔一次失眠，最常见的问题是第二天疲倦，有些人可能会出现动作不太协调的情况，一般很快便会恢复。如果长期失眠，那便是人们常说的亚健康了：长期疲劳，记忆力下降，注意力不集中，工作时力不从心。如果长年累月失眠，还会导致免疫力下降，容易感冒，加重或者诱发原有疾病，特别是高血压、心脑血管疾病。临床上，经常可以看到患有高血压的人，如果睡眠得到了改善，血压也会好很多。睡眠的好坏，对身体的影响很大。

失眠名方酸枣仁汤

治疗失眠最有名的方子叫酸枣仁汤，出自张仲景的《金匮要略》："虚劳虚烦不得眠，酸枣仁汤主之。"酸枣仁汤主治心中有些微烦躁的失眠。这种情况经常是一直忙，没机会睡好，等到有时间休息了，却发现睡不好了。

酸枣仁治疗失眠尽人皆知，这张名方共五味药——甘草、知母、川芎、茯苓、酸枣仁，专门针对阴血亏虚导致的失眠。酸枣仁是君药，能养心补肝、宁心安神、敛汗生津；阴血亏虚可以导致内热，虚热可以用知母来清除；茯苓宁心安神；川芎养血疏肝；甘草泻火，调和诸药。

元代忽思慧的《饮膳正要》中有个酸枣粥，"治虚劳，心烦，不得睡卧"。其做法是将酸枣仁洗净、捣烂后，用洁净的白细布或纱布包裹，绞取汁液，再和淘洗净的粳米一起煮粥；也可以先浓煎酸枣仁，取汤，另用粳米煮粥，米半熟时，加入酸枣仁汤。

古代有些医家认为酸枣仁生用治"好睡"，熟用治"不眠"，生用和熟用有相反的效果。现在临床上治疗失眠一般习惯是用炒酸枣仁，用的时候最好打碎，治疗失眠效果更好。酸枣仁还可以止汗，自汗和盗汗都能用。

现代药理研究发现，酸枣仁汤具有镇静催眠、抗抑郁、抗焦虑、改善学习记忆功能等作用。临床上，焦虑、抑郁、惊狂等精神心理疾病，辨证属于心肝血虚者，都可以服用酸枣仁汤。

失眠的辨证论治

在中医看来，失眠分为很多种，有肾阴虚的失眠、肾阳虚的失眠，以及心火旺、肝郁等引起的失眠，每个人的体质不同，引起失眠的原因也不同，需要辨证论治。

有一种失眠是气血亏虚不能养心导致的。中医有个名方叫归脾汤，方歌是"归脾汤用术参芪，归草茯神远志随；酸枣木香龙眼肉，煎加姜枣益心脾"。这里用的药材种类稍微多一些，既可以补气补血，还可以健脾养心，适用于心脾两虚、气血两亏的失眠、心慌、乏力、自汗、盗汗等，总而言之气血虚证，就可以用归脾汤。

还有一个治疗上热下寒失眠的名方叫交泰丸，只有黄连、肉桂两味药。为什么叫交泰丸？因为按照人正常的生理结构来看，心火在上，肾水在下，心火要下来温煦肾水，不至于让肾水太寒，肾水要上济心火，不至于让心火过亢，这叫水火既济。假如心火太旺，不能下行，而肾水太寒不往上走，就会导致上面心火重，下面肾阳虚，这叫心肾不交。这时候用黄连来清心火，用肉桂来温肾水，把心火向下引，温暖肾水。有些人睡眠不好其实不是失眠，而是多梦，对此交泰丸也有效果。

另一个治疗失眠的名方也来自医圣张仲景，专门针对虚实夹杂的失眠，叫黄连阿胶汤。这种虚实夹杂的火多见心中烦躁，坐卧不安。

黄连阿胶汤包含黄连、阿胶、黄芩、芍药、鸡子黄五味药。黄连、黄芩都是苦寒药，有心火、实火的时候，用黄连、黄芩来清火；阿胶、芍药养阴；鸡子黄也是养阴的，用作药引子。一个人失眠既有肾阴亏、阴血亏，还有实火、心火旺，甚至心火、肺火并存，就可以用黄连阿胶汤来治疗。黄连阿胶汤也比较适合长期熬夜的人。长期熬夜导致肾水不足，不能上济心火，不能涵养肝木，那么木就会生火亢盛，导致心烦失眠、小便黄赤，甚至口舌生疮。

针对心烦易怒、翻来覆去睡不着的失眠，有个方子叫栀子豉汤，也是张仲景的经方，《伤寒论》的原文是治疗"反复颠倒，心中懊恼"。炒栀子10克，淡豆豉3克，煮水当茶喝。栀子是苦寒的，直接清火；而淡豆豉是宣发的，《黄帝内经》中有句话叫"火郁发之"。栀子配淡豆豉既可清火，还可以发郁。这种因火导致的失眠，舌尖一般比较红，心火比较旺，心火、肝火一清，脾气变好，失眠也会得到改善。

讲体质的时候，会问到怕冷还是怕热，但有人既怕冷又怕热，说明体内既有寒也有火，中医叫寒热错杂。这种情况，中医会用干姜配栀子，因为栀子是凉性的，清火，干姜是温阳的，属热性。把凉性的药材和热性的药材配在一起，用于寒热错杂的体质，也是张仲景的名方——栀子干姜汤。

除了因火导致的失眠，还有因痰浊导致的失眠，或者叫因痰湿导致的失眠，就是所谓的"痰浊扰心"。药王孙思邈有个名方叫温胆汤，陈皮、半夏、茯苓、甘草这四味药，加上枳实、竹茹，用于治疗痰湿较盛引起的失眠，这种体质的人舌苔比较厚腻，有齿痕舌，有时还表现得胆小怕事。

假如痰湿的同时还有心火，舌尖红，苔厚腻，怎么办？加上一味黄连，叫黄连温胆汤。假如痰湿盛，舌苔黄厚而腻，这时温胆汤再加两味药——柴胡和黄芩，变成柴芩温胆汤，用于治疗湿热导致的失眠。

总而言之，不管是温胆汤、黄连温胆汤还是柴芩温胆汤，主要针对的都是痰湿的体质，这种人往往感到口苦、口黏、口中无味等，还可能伴有头晕乏力、大便不成形等症状。

睡不着的食疗方

北京有一个特产叫茯苓夹饼。茯苓有两大作用：第一是利水渗湿，湿气大的人可以用茯苓；第二是健脾宁心，所以失眠的人也可以用。

失眠的人大多容易脱发。很多人都说吃黑芝麻对脱发好，但是只有黑芝麻还不够，可以加一点桑叶，这个经方叫桑麻丸。桑叶入肺，中医有一个理论叫"肺主皮毛"，所有关于皮肤和毛发的问题都可以加点入肺的药，所以加上桑叶就比单纯的黑芝麻效果好。桑叶 15 克、黑芝麻 10 克，一起煮水。1 个疗程为 20 天，依据每个人脱发程度不同服用，至少 2 个疗程，严重的情况要坚持 4 个疗程。

除了炒酸枣仁、茯苓，还有几个看名字就知道对睡眠有帮助的中药，比如远志、合欢皮、合欢花、夜交藤。另外，柏子仁、百合、五味子对睡眠也有帮助，各 10 克，煮水或泡水喝都可以。

心不静、爱操心的人容易失眠，中医有对应的食疗方，之前提过栀子豉汤，用于心火旺、爱发火的人。不爱发火、爱生闷气的人可以多吃百合，可以煮水喝，也可以用它熬粥或炒菜。

洗脚助睡眠

陆游有首诗说洗脚："老人不复事农桑，点数鸡豚亦未忘。洗脚上床真一快，稚孙渐长解烧汤。"用热水洗脚，也叫"脚浴""足浴"。古代人对热水洗脚与健康的关系和催眠作用早有认识。

《千金要方》中提出"暖益足"的养生法，要求保持足部温暖，入睡之时两脚不可暴露在外；睡前可用热水泡脚，促进血液流通；也可以用两手掌交替按摩足心涌泉穴，引火归源，火入水中，水火既济。《延寿药言》中说："临睡前宜用热水洗脚，将一切顾虑抛尽……神志安宁，入睡必易。"提倡在泡脚的过程中平心静气，抛下顾虑忧思。足浴不仅具有温暖足部、促进血运的作用，还能舒缓心绪，使人宁静安逸，有助于入睡。

睡眠不好，跟脏腑功能失调有关。脚上有很多穴位，而且人体五脏六腑在脚上都有投影区。用热水洗脚，可以刺激穴位，调整五脏六腑功能，促进气血运行，疏通经络，所以有一定催眠和保健作用。

常泡脚，能明显消除疲劳，安神助眠，所以一直有中医浴足安眠法。洗脚时配合按压脚上的穴位，效果会更好。注意泡脚时间别太长，水温不能过高，糖尿病患者一般末端循环不好，尤其要注意水温，防止烫伤。水温建议40℃，泡15分钟，身上微微出汗为宜，一定不要大量出汗。

两把豆子治失眠

建议睡眠不好的朋友睡前做好两件事：第一件事是上文提到的泡脚，第二件事是踩豆子。

晚上泡脚之后，抓一把绿豆和一把黄豆，撒在鞋里面，单脚踩十几分钟，然后换脚再踩十几分钟，此法对改善睡眠、缓解精神疲劳乏力有益处。人的肾经发源于脚底，第一个穴位就是涌泉穴，岳美中先生认为常按摩涌泉，能使肾气流动，精气充溢，所以踩豆子有助于补肾安神。睡眠好了，健忘问题也会改善。

穴位助睡眠

中医治疗失眠，除了用中药以外，还可以用其他方法。

耳朵上有许多穴位，对应人体脏腑四肢，一个耳朵就是一个完整的人体，通过刺激相应的部位就可以治疗相应的疾病。在耳朵上贴豆，用手施压，耳朵就会感到酸、麻、胀或发热。失眠一般取的区域有心、神门、肝、肾、内分泌。

自我按摩"开心穴"能舒缓情绪，间接改善睡眠。"开心穴"其实是膻中、合谷和太冲这三个穴位。

1. 捋捋膻中穴

膻中穴是任脉的穴位，在两乳之间，可以宁心神，开胸除闷。按摩时用大拇指指腹稍用力揉压，每次揉压约5秒，休息3秒。生气时往下捋 100 下左右，可以达到顺气的作用。

2. 指压合谷穴

合谷穴属于手阳明大肠经。一只手的拇指指间横纹正对另一手的虎口边，屈指，指尖的位置就是合谷穴。按摩合谷穴对神经性头痛、失眠和神经衰弱有一定的治疗作用。

3. 按揉太冲穴

太冲穴是足厥阴肝经的原穴。它在足背部，第一、第二跖骨结合部的凹陷处。生气时按压太冲穴，可以疏泄肝气，疏解情绪。容易生气的人按这个穴位会很痛，可以反复按摩，直到穴位不再疼痛为止。经常按压太冲穴可以开阔心胸。

职业精神焦虑引起的失眠，通过补肾加穴位埋线的方式，也很有效。

脐灸方面，有人曾经做过专门研究，用的是补脾药，但我建议还是用补肾药物为佳，步骤如下。

第一步，用左归丸或者右归丸，碾碎成颗粒粉末状，加入等量食盐备用。这里药和盐混合以后的物质，我们不妨称之为药盐。

第二步，用药盐填平肚脐以后，再继续填成高 0.5 厘米、长 3 厘米、宽 3 厘米的方形，之后在药盐上放置高 1 厘米、直径 0.5 厘米的艾炷并点燃，以 3 个到 5 个小艾炷为最佳，以局部皮肤潮红为度。每天一次，连续一个月，效果也很明显。当然，这种办法适用于虚证的失眠，不能用于爱上火的实证失眠。

除了针灸经络穴位之外，《老老恒言》中记载有"操纵二法"通睡乡的法子："寐有操纵二法。操者：如贯想头顶，默数鼻息，返观丹田之类，使心有所着，乃不纷驰，庶可获寐；纵者：任其心游思于杳渺无朕之区，亦可渐入朦胧之境。最忌者，心欲求寐，则寐愈难。盖醒与寐交界关头，断非意想所及，惟忘乎寐，则心之或操或纵，皆通睡乡之路。"

上面的方法其实就是意念，操法是意念集中在丹田或者数呼吸，静下心来睡眠；纵法是放空意念来安睡。我理解的操纵法是"先睡心，后睡眼"的实际操作方法。

关于安眠药

有个患者因工作安排，不得已连续熬夜一段时间，任务完成后，压力虽然没有了，但每晚要靠吃安眠药才能入睡，一旦停药就失眠，对安眠药的依赖性越来越强，后来他用中药持续调理了一两个月才慢慢恢复。

很多患者，一旦失眠，就会服用治疗失眠的药物，比如安眠药。长期吃安眠药会不会上瘾呢？

其实，也不能说上瘾，应该叫作药物依赖。临床表现一般是睡觉之前不吃就难受，这里的难受可以分为两种，一种是心理上的不适，一种是身体上的不适。还可能会越吃越多，不断加量。

失眠者切忌未经医生处方，自行购用安眠药物。不同的安眠药副作用也会不同，最常见的应该是胃肠道问题，药物会刺激消化道黏膜；还有的药物会损害肝细胞；还有的药物对心、肾、骨髓等都可能造成伤害……

如果必须服用安眠药，一定要遵从医嘱，不要一失眠就去买安眠药吃。

失眠也能休息

睡眠是让大脑和身体休息的最好方式，但体力劳动和锻炼也是让身心放松的另一种方式，如果前一晚没睡好，可以在早晨洗个热水澡，锻炼一下身体，精力一样充沛。

失眠患者往往认为睡眠是人生第一重要的事，整天想的就是怎样才能睡好觉。

睡眠是人体的自然反应，困了就去睡觉，不要人为地控制它。正常人也会由于各种原因在半夜醒来，不同的是，正常人并没有害怕和排斥的想法，不会反省和讨厌自己，只有达到完全接受自己的自然状态，才能放松下来。

许多失眠者总觉得自己晚上觉没有睡够，一有时间就补觉，但白天睡得越多，晚上就越睡不着。此外，多参加户外体力活动，"劳其筋骨"才能放松心情。注意睡前不要让大脑处于兴奋状态，可以做一些散步、洗衣服、拖地等简单的体力活动，感到累了、困了就上床睡觉，以顺其自然的放松状态进入睡眠。但不能让身体过劳，过劳也会影响睡眠。

不提倡饮酒助睡眠，酒后虽然容易入睡，但酒气一消，容易清醒，醒后很难再入睡，而且酗酒容易导致失眠。

如果实在睡不着，可以躺在床上放松，从头到脚不断暗示自己放松、放松、放松，把所有的力量都卸到脚底下，当全身感受不到一点力量的时候，就会非常舒服。具体方法是用意识暗示自己不同部位放松，每暗示一个部位，就卸掉那个部位的力量，可以这样暗示自己：

　　头部放松……

　　脸部放松……

　　脖子放松……

　　双肩放松……

　　胸部放松……

　　腹部放松……

　　腰部放松……

　　双胯放松……

　　大腿放松……

　　膝盖放松……

　　小腿放松……

　　双脚放松……

　　如此暗示几遍，身心就会调整到非常好的状态，放松到极致，就算不睡觉也能得到休息。

打呼噜得分好坏

呼噜可以分成"好呼噜"和"坏呼噜"。鼾声均匀有规律，声音高低一致，这是"好呼噜"，属于一过性或者对健康影响不大。如果鼾声不均匀，尤其是打着打着，突然没声了，憋气了，呼吸暂停了，就得警惕了，很可能得了鼾症，这是中医病名，西医叫睡眠呼吸暂停综合征，这是"坏呼噜"。

所以，建议打呼噜的人都做一下睡眠监测，其实就是在医院里戴着各种检测仪器睡一觉。正常人在睡眠时呼吸均匀，可以摄入足够的氧气来满足身体需要。如果出现睡眠呼吸暂停，血氧饱和度一定会降低，会造成大脑、血液缺氧，肺里缺氧是有感觉的，其他器官缺氧是不会"说话"的。反复缺氧会形成低氧血症，诱发高血压病、心律失常、心肌梗死、心绞痛，甚者发生猝死。

睡眠呼吸暂停综合征还有一个典型表现是白天总是处于睡不醒的状态，工作、学习、开会甚至吃饭都犯困，如果开车是很危险的，容易发生交通事故。有一些国家就禁止患有睡眠呼吸暂停综合征的人开车。

打呼噜的根源是咽腔狭窄。烟、酒都会刺激气道，加重打呼噜。胖人普遍打呼噜，是因为咽腔周围赘肉多，咽腔自然狭窄，此类人群应该把减肥和运动放在第一位，可能体重减轻后打呼噜也就消失了。有人打呼噜是鼻子问题，那就必须治疗鼻炎、鼻息肉等来减少打呼噜的频率。还有人天生咽腔狭窄，通过减肥、运动或许不能起到很好的效果，这样就需要依靠呼吸机或手术来进一步治疗了。有些人在手术之后打呼噜被治好了，但仍然没有进行严格的自我管理，依旧是大烟大酒大鱼大肉，变胖以后咽腔再次狭窄，睡眠呼吸暂停就又会发作，这时二次手术的效果可能会大打折扣。

总之有打呼噜症状的人最好还是先去医院做个睡眠监测，遵医嘱进行治疗。另外，改变日常行为方式的重要性在治疗之上。

我是不是忘了什么事？

你有没有过前几分钟还在开会，等会开完之后，再去回忆，发现竟然已经不记得会议内容了？白天工作时精力总是不集中，效率低下，一天过得浑浑噩噩？夜晚休息时，翻来覆去就是睡不着，长期处于失眠的状态？

记忆力减退、善忘、失眠等问题，一般是老年人常见的问题，古人称之为喜忘。可是近几年的发生率，越来越趋于年轻化，中青年人健忘的越来越多，有些甚至还影响了工作和生活。

当然，中青年人不会像老年人表现得那么厉害，那衡量标准是什么呢？不要拿老年人的情况来做参考，应该跟以前的自己去比较。有人才30多岁，就健忘得很，比如坐火车忘记带身份证，平时丢三落四的事情就更多了，简直数不过来，由此影响到工作和生活。所以，当发现自己与过去相比，出现明显的记忆力下降、爱忘事的情况，就需要注意了。

药王孙思邈认为，健忘主要是由肾精亏虚引起的。清代《医学心悟》中也提到过"肾主智，肾虚则智不足，故喜忘其前言"，这个理论解释了为什么肾虚会健忘。中医认为肾虚引起健忘的原理是肾主骨生髓，包括骨髓、脑髓，所以肾虚的话，脑髓也就不足，自然而然就健忘了。

敲头治健忘

临床上，健忘往往与失眠并发。中医理论认为肾主骨生髓，脑为髓海，肾虚则髓海不足，所以健忘、失眠。推荐一个改善健忘的小方法：

每天用中指指腹敲打头顶的百会穴30下，从两耳尖处连线笔直向上，头顶正中处的小凹陷就是百会穴。再敲打四神聪穴各30下，四神聪穴在百会穴前、后、左、右各开一寸处的位置，以自己大拇指的宽度为一寸。四神聪属于经外奇穴，能镇静安神、清头明目、醒脑开窍，所以针灸按摩治疗头痛、眩晕、失眠、健忘甚至中风后遗症经常用到四神聪。常按这两处穴位既能改善健忘，也能改善失眠。

第六章　心病还需心药医

中医的整体观有两层含义：大整体和小整体。

大整体是说人和自然界、社会和周围环境是一体的。《黄帝内经》中说："人以天地之气生，四时之法成。"人是大自然的产物，跟大自然密不可分，人的健康也受各种环境因素的影响，这叫"天人合一"。环境是指人所在的时空、社会，包括成长环境、生活环境、学习环境、工作环境等。

很多疾病，无论是身体的，还是心理的，都是因为没有处理好与大整体的关系。比如不重视大自然变化，气候变了，不注意防风避雨，不注意及时增减衣物，自然就要得病。再比如处理不好与同事的关系，甚至与家人的关系，久而久之就会出现问题，这时如果医生不考虑大整体，不考虑影响健康的原因，只考虑病情，疾病就难以治愈，只是治标不治本。

在疾病治疗中，一定要重视患者的心理情绪、脾气压力大带来的问题。心理情绪可以导致胃肠疾病、心脑血管疾病、月经不调等多种疾病。一个好的中医大夫还得是半个心理医生。

举个例子，常见的婆媳关系问题，如果处理不好的话，心情就不舒畅，不仅婆婆、儿媳妇肝郁，儿子夹在中间也肝郁。不管哪一位，如果不解决根本问题，只根据症状病情开药，效果都不会理想，更不会长久。

"心病还需心药医"，中医历来重视心理护理。《黄帝内经》要求对患者"告之以其败，语之以其善，导之以其所便，开之以其所苦"，意思是要对患者耐心开导，解除患者思想负担，给患者带来希望。

心气常顺，百病自退

这一章主要说的是神志病，神志病就是有关意识形态、心理、感觉方面的疾病。

神志包括七情，也包括五脏所藏的神。《黄帝内经》中说"肝藏血，血舍魂""心藏脉，脉舍神""脾藏营，营舍意""肺藏气，气舍魄""肾藏精，精舍志"。中医一般习惯叫"五神"，也就是神、魂、魄、意、志。

神、魂、魄、意、志这五神里，神是领导，是精神、意识、运动、感觉等一切生命活动的最高统帅。神存在才有生命活动，神领导魂、魄、意、志，《黄帝内经》中说"所以任物者谓之心"，还说"神劳则魂魄散，志意乱""心者，君主之官也，神明出焉"。心就像皇帝或一家之主，所藏的神，既是主宰生命活动的神，又包括精神、意识、思维、情志等神，所以中医有"心为五脏六腑之大主"的说法，心神失常，魂、魄、意、志等精神活动就会出问题。

有人会问，为什么中医说"心主神明"呢？现代科学研究不是发现大脑才是主思维、管意识的吗？其实可以想想看，心心相印、心有灵犀一点通、心怀鬼胎，这里的心都是单纯指心脏吗？显然不是。再举个例子，一个人有心事就容易心火旺，是说心脏着火了吗？肯定也不是，这里心火指的是人所处的一种精神状态。

心是最重要的，是五脏六腑的老大，"主明则下安"，如果情绪舒畅，心理调节得好，其他脏器就运转得正常，身体就不容易得病。反过来说，"主不明则十二官危"，心理情绪出了问题，说不定身体哪里就会出问题。

前面提到大小整体，人体是一个有机的小整体。《黄帝内经》中说："心者，五脏六腑之主也……故悲哀愁忧则心动，心动则五脏六腑皆摇。"心理情绪活动复杂多变，而总统于心，各种情志刺激都与心有关，心神受损又可涉及其他脏腑。很多病是气出来的，也有很多病是担惊受怕得来的，还有些病是自闭出来的，所以大夫在临床上必须考虑患者的心理情绪。

中医一直强调心理情绪的重要性，元代王安道在《医经溯洄集》中说："凡病之起也，多由乎郁，郁者，滞而不通之义。"明代蔡清在《艾庵密箴》里说："心气常顺，百病自退。"只要心神正常，心情舒畅，就很难得病。不良的心理情绪是引起大多数疾病的主要原因之一，要想治好病，需要从情绪上解决问题。

万病生于郁，中医治郁有良方

金元时期的名医朱丹溪有个论点叫"万病生于郁"，原话是"气血冲和，万病不生，一有怫郁，诸病生焉。故人身诸病，多生于郁"。怫郁，有两层意思，一是心情不好，肝气郁结；二是气机不通畅。他在书里专门有一章讲郁证，强调了气、血郁滞会导致许多疾病，并提出六种郁，创造了一个名方叫越鞠丸。"越鞠丸治六郁侵"，哪六种郁？气、血、火、湿、痰、食。

气郁，人生气憋屈，无法排解，长此以往会导致气郁。气郁的典型脉是脉弦，也有些人是濡脉或细脉。

血郁，也可以叫血瘀。长期生气，会导致气郁。而气能行血，长期气郁，血液运行不畅，气滞则血瘀，导致心脑血管疾病、妇科疾病、肿瘤等。清朝名医王清任在他的著作《医林改错》中创立了一个名方——血府逐瘀汤，是活血祛瘀、行气止痛的方剂。市面上有根据这个方子加工的成药，有口服液、胶囊、丸药和颗粒剂。这个方子看起来不小，药物挺多，但是可以分解为四逆散、桃红四物汤加桔梗、牛膝。第一个小方子四逆散是张仲景的方子，由柴胡、枳实、芍药、甘草四味药组成，也是疏肝解郁的名方。第二个小方子桃红四物汤有活血化瘀的功效。桔梗和牛膝一升一降，调节气机。可见，治疗气滞血瘀，一定要理气和活血并举，由于血瘀的原因是气滞，因此不能忽略理气的作用。

火郁，气能化火，郁闷、生气太久就会积热化火，出现火郁，出现很多肝火旺的表现，常见症状有头热、头痛、面红、目赤、心烦易怒、夜寐不安、胁痛口苦、舌红苔薄、脉弦有力等。有一个治疗火郁的名方——丹栀逍遥散（市面上也有成药，叫加味逍遥丸），逍遥散顾名思义就是通过疏肝理气，让人变得心情好，逍遥一些。因为气郁化火，所以要用牡丹皮、栀子来清火。

湿郁，人体水液代谢依赖气的运行及脾的运化。气郁除了能导致气滞血瘀，影响脾胃，还会导致水液代谢出问题。水液排不出去，湿气郁结在一起，就会出现湿郁。人体内的湿气多会导致多种疾病，包括脾胃病、高血脂、脂肪肝、糖尿病等。中医在治疗湿气病的时候，经常伴用理气、宣肺、行气的治法，"气化则湿亦化"，气机畅通，自然有利于湿气的化解。

痰郁，也是水液代谢的问题，身体里湿气能聚成痰，而痰不能及时化掉并排出，就会形成痰郁，引发呼吸系统疾病、结节、肿瘤等。"百病多由痰作祟"，治疗很多疾病都要从痰入手。喻嘉言写的《医门法律》里就有个专门治疗痰证的方子，叫豁痰汤，"治一切痰疾，以小柴胡汤为主，合前胡、半、南、壳、陈、朴之属，出入加减"。为什么要以张仲景的小柴胡汤为基本方？因为小柴胡汤可以疏肝理气，调节气机，在这个基础上，加了一些治标的也就是化痰的药物，如前胡、半夏、南星、枳壳、陈皮、厚朴等，理气化痰，标本同治。

食郁，也叫土郁，情绪不好，会直接影响脾胃，影响消化吸收，引起脾胃病。一般用到柴平汤，也就是小柴胡汤加上平胃散，疏肝理气，健脾和胃。

说回越鞠丸，它含什么成分呢？

方歌是这样的："越鞠丸治六郁侵，气血痰火湿食因；芎苍香附兼栀曲，理气舒郁法可钦。"这里有五种药：川芎治疗血郁；苍术祛湿又化痰，主要针对痰郁和湿郁；香附治疗气郁；栀子治疗火郁；神曲治疗不消化，也就是食郁。五种药物治疗六种郁。

中医方剂讲君臣佐使，但有时会变，根据哪种郁比较重，就对应用谁来做主药，比如瘀血比较重的时候，把川芎的量加大，以川芎为主药。因此，尽管有中成药，但是具体到每个人，具体药量都可以变化。

"气机不利，变症百出"，意思是气机不通畅的时候什么症状都可能出现，包括一些稀奇古怪的病症。比如怕冷，有时生气可以导致怕冷，郁闷也可以导致怕冷。经常怕冷被西医称为冷感症。至于冷的部位也是千奇百怪，可以手脚凉、肚子凉、阴囊部位发凉，还有些人在背部只有一块巴掌大的地方怕冷。前面提到的四逆散就是治疗这种症状的，张仲景称之为"四逆"，意为四肢发凉怕冷，四逆散治疗的怕冷是气机流通不畅引起的。气机流通不好，阳气到不了的地方，就会出现虚寒的表现。气机到不了阴部，还可以使男人阳痿、女性宫寒不孕等，所以说"百病皆生于郁"。

山东中医药大学已故伤寒大家李克绍教授说过，学经典，要"读于无字之处"。什么叫"读于无字之处"？比如百病皆生于什么？这本书提过百病皆生于痰，百病皆生于气，还讲过万病皆生于郁，究竟百病万病生于什么？其实这里就少了一个"可"字，百病皆可生于痰，百病皆可生于气，百病皆可生于郁，而不是一定生于痰，一定生于气，一定生于郁。

解郁名方小柴胡汤

小柴胡汤出自《伤寒论》，可以退烧，但更重要的是可以解郁。在中医界有个现象，有的老中医的患者非常多，一上午看五六十人，甚至七八十人，但是基本方子不变，即使变也是很小的变动，这个方和那个方只差一两味药或两三味药。比如陈慎吾先生，外号叫"陈柴胡"，就是因为他善用柴胡剂。我的老师刘渡舟先生也很擅长用柴胡，当年每天上午出门诊大概有 60 个患者，柴胡剂比例应该是最高的。他们虽然总用这一套方子，但那么多患者，大部分效果还比较好，就是因为他们认识到气郁导致多种疾病的道理。

比如"朱柴胡"，他讲过"以参加减小柴胡"，只需要把方子里面的"参"动一下就可以。气郁导致的疾病，身体非常虚，把人参去掉，换上西洋参，以加大补虚的力量；气郁导致血瘀，人参改为丹参，因为丹参可以活血化瘀；气郁成火，人参改为拳参，因为拳参可以清热解毒；气郁导致湿郁，去人参，改为苦参，因为苦参祛湿。朱老加减得非常熟练，因为他对疾病本质的认识非常清楚，对疾病的来龙去脉分析得非常透彻，只改变一味药，就能改变整个方子的思路，因此气郁导致的各种疾病都可以用小柴胡汤加减治疗。

方剂讲君臣佐使，那么小柴胡汤的君药是谁？

如果是君药，无论什么时候加减，都不能把它去掉，可是小柴胡汤的加减法里面，"若腹中痛者，去黄芩，加芍药三两……若心下悸，小便不利者，去黄芩，加茯苓四两"，黄芩被去掉两次，柴胡从来没被去掉过，而且根据任何一位名老中医用柴胡剂的经验，都没有去掉柴胡的，说明什么呢？只能说明黄芩在小柴胡汤里发挥的作用绝对不如柴胡重要。因此柴胡是主药，是小柴胡汤的君药。

气郁重在自我调节

七情调节不好很容易导致身体生病，所以要想办法调节情绪。

调节情绪的第一种方法是转移，第二种是发泄。调节情绪，并不是隐忍不发。

转移情绪需要离开不愉快的环境和气氛，把注意力转移到其他方面，比如听听音乐、逛逛街、看看喜剧。还有一个词叫"换位思考"，多站在别人的立场上想想，有些事情就是角度不同造成误解而引起的。

怎么发泄情绪呢？大哭一场、大声唱歌或者找个长辈师友，把闷在心里的苦楚倾诉一番，能得到安慰，心情也就变好了。有位老中医说过一个办法，比如夫妻吵架，你摔碗我摔盆，你摔盆我摔锅，你摔锅我砸电视，生气过后，两口子和好，还得出去花钱再买新的；真正精明的人才不会摔值钱的东西，要摔就使劲儿摔枕头。

南京有一位老中医干祖望先生，2015 年去世的，他活了 104 岁，一生爱打抱不平，是个很有性格的人。脾气好的人长寿，还是爱发火的人长寿？其实不一定。我喜欢打听老年人的长寿之道，发现有的人脾气大、爱发火，但他长寿，因为他不肝郁，干祖望先生就是这样的。

另外，人还是得有爱好。总是闷在家里，不愿跟别人接触的人，就容易得病，病了也不容易好。我经常叮嘱患者需要培养一两个爱好，要有自己的交际圈子，出门跳跳广场舞，打打羽毛球，画画、写字、打牌等，都挺好，不仅可以调节生活，还可以增加活力。

胆子小容易生病

胆子小容易受惊吓，在中医里面叫怯，《黄帝内经》里说"勇者气行则已，怯者则着而为病也"。同样的外因，胆子大的人，气血流通好，不易生病，胆怯的人就容易得病。

怯与七情里的惊、恐有密切关系。七情是在外界刺激下，人的神的变化。惊、恐可作为情志致病因素，伤人脏腑。怯不属于七情，而是神弱的状态。神不足，处惊而神不能定，因此怯则易惊。

怯证有虚证有实证，虚证主要是阴血亏虚，血不养心，所以担惊受怕。实证可能是湿热、痰热扰心，也可能是心火，这些都可以导致胆怯。临床上虚证和痰湿证比较多见。

有个成语叫面无血色，可以用来形容血虚。血虚，不仅是面部淡白没有血色，口唇、舌头、牙龈、指甲和女性月经都可以颜色发淡。从症状上讲，血虚可以表现为头晕、心慌、失眠、手脚发麻甚至痉挛。血虚的人往往胆子比较小，易受惊吓，说话声音大点，关门声音大点，都可能被吓一跳。

情志能致病，也能治病

民间有一个治打嗝的方法：如果一个人不停地打嗝，可以吓他一下，往往能立刻止住，原理就是惊恐使气机下降。

过度高兴、忧愁、生气、思虑等，这些情志变化能对人体脏腑造成伤害，所以情志能致病。反过来，也可以利用情志来影响五脏功能，从而治病。《黄帝内经》中就提出"悲胜怒、恐胜喜、怒胜思、喜胜悲、思胜恐"，这也是情志治病的方法。

《儒林外史》里范进中了举人，大喜过望，欢喜疯了，旁人怎么也不能使他安静下来。有人出主意："他只因欢喜狠了，痰涌上来，迷了心窍。如今只消他怕的这个人来打他一个嘴巴，说：'这报录的话都是哄你，你并不曾中。'他吃这一吓，把痰吐了出来，就明白了。"果然范进的丈人胡屠户来了之后二话不说，眼睛一瞪，随手给了范进一个耳光，受到惊吓后，范进的神志也就恢复正常了。

金元四大名医之首张从正，就是一位擅长用情志相胜理论治疗情志疾病的医生。他认为："悲可以治怒，以怆恻苦楚之言感之；喜可以治悲，以谑浪亵狎之言娱之；恐可以治喜，以迫遽死亡之言怖之；怒可以治思，以污辱欺罔之言触之；思可以治恐，以虑彼志此之言夺之。凡此五者，必诡诈谲怪，无所不至，然后可以动人耳目，易人视听。"他记录过一个病案：当时的息城司侯听说父亲死于强盗之手，过度悲伤，大哭了一场之后觉得心下疼痛，疼痛一天比一天严重，并逐渐形成结块。一个月后，结块有一个杯子般大小，疼痛难忍，多方用药，都没什么效果，最后请张从正来诊治。张从正问清了起病原因之后，想了个办法。他从巫师那里借来道具，扮起巫师来，一手持桃木剑，一手拿朱砂画的符纸，并且口中念念有词。患者看到他这个架势，忍不住开怀大笑，过了两天，心下的硬结就渐渐散开，疾病治愈。后来，患者问他，为什么没吃药病就好了。张从正回答，这就是《黄帝内经》上说的"喜胜悲"的情志治疗方法。因为喜是心脏精气变化活动的结果，心在五行中属火，而悲是肺脏精气变化活动的结果，肺属金，火能克金，所以喜悦情绪能克制悲忧情绪，从而治愈疾病。

男女都有更年期

有些人年龄渐长后，脾气突然变了，不好相处，眉头总是皱着，一阵阵出汗，时冷时热，感觉哪儿都不舒服，看什么都不顺眼。有经验的人知道，这是踏入更年期了。很多人常把更年期跟中年女性挂钩，其实这不是女性专属病，无论女性还是男性，都有更年期。

更年期实际上指的是人从中年阶段过渡到老年阶段的一个时间段，是一个正常发展过程。这个发展阶段，既是生理性的，也是心理性的。

并不是每个人都一定会在更年期表现出更年期综合征，大概 1/3 的女性通过神经内分泌调节达到新的平衡而不出现明显症状，其余 2/3 的女性会出现程度不等的症状，对工作、学习和生活产生影响。

《黄帝内经》认为肾中精气的盛衰，关系到人体的生长、发育、生殖和衰老过程。衰老与否，是肾起主导作用的，肾气足就长寿，肾气虚就早衰。

更年期也跟肾气衰竭有关系，女性比男性早。《黄帝内经》中描述："（女子）七七，任脉虚，太冲脉衰少，天癸竭，地道不通，故形坏而无子也。……（丈夫）七八，天癸竭，精少，肾脏衰，形体皆极。八八，则齿发去。肾者主水，受五脏六腑之精而藏之，故五脏盛，乃能泻。今五脏皆衰，筋骨解堕，天癸尽矣，故发鬓白，身体重，行步不正，而无子耳。"早在春秋战国时期，人们就观察到女性七七（49岁）、男性七八（56岁）时，由于肾气渐衰，天癸枯竭，生殖能力也随之丧失。女性的更年期，大多发生在50岁左右、月经断绝的前后，男性更年期发生在60岁左右。在这一时期，人体容易因阴阳不调而出现一系列脏腑功能紊乱的症状。

更年期的症状一般以主观感受为主，最突出的是情绪不稳定，或烦躁易怒，或多愁善感，或忧郁焦虑，或孤僻好静，或唠叨不休，还会出现五心烦热——手脚心加内心烦热、烘热汗出、失眠多梦、头昏耳鸣、疲倦乏力等临床表现。

更年期综合征在中医上可以对应到"脏躁"，出自张仲景的《金匮要略》："妇人脏躁，喜悲伤欲哭，象如神灵所作，数欠伸，甘麦大枣汤主之。"脏躁，可以理解成脏腑烦躁亢奋，一般女性多见。张仲景说，女性得了脏躁病，"喜悲伤欲哭"，总是想哭，感觉受了天大的委屈，"数欠伸"，经常没劲儿，想打哈欠，"象如神灵所作"，就像有位神灵在指挥，说哭就哭，说笑就笑。甘麦大枣汤，只有三味药：甘草、淮小麦、大枣。这三个都是食品，是一张味道不错的食疗方。

《金匮要略》原方是：甘草三两、小麦一升、大枣十枚，以水六升，煮取三升，温分三服。

我一般用炙甘草 9 克、淮小麦 30 克、大枣 10 枚（去核），水煎服，每天 2 次。炙甘草甘缓和中，淮小麦能养心气，大枣健脾补中，一起配合就能心脾同补。说到小麦，止汗的时候用浮小麦，健胃要用麦芽。这里用的淮小麦是饱满的小麦，性味甘，微寒，入心、脾、肾经，能养心补脾，安神定志。一般超市或者菜市场都能买到。

甘麦大枣汤这张方子，根据临床经验，不仅治妇人脏躁，对男、女、老、少情志方面的病证也有效果。

无论男性还是女性，在更年期都要减轻精神负担，注意劳逸结合，再培养几种有益于健康的爱好，保持情绪愉悦，大多都能安稳度过。更年期属于自然规律，无法避免，即使出现了明显症状，也不用过分担忧，只要心理上有所准备，做好调适，出现明显症状时在医生指导下使用一些药物，大多数症状可明显减轻，并逐渐消失。

让人开心的悦心方

这是我的经验方，主要治疗各种情绪不佳。悦心方是栀子豉汤、甘麦大枣汤、百合地黄汤三个小经方的合方。

针对心胸烦闷，用栀子豉汤，炒栀子配上淡豆豉，这个方子之前提过。

阴虚内热情绪不好，中医叫百合病，用百合配生地黄。百合，性味甘，微寒，能养阴润肺、清心安神。该方可以治痰黏、痰少或者没有痰的咳嗽。为什么叫百合？因为它像蒜片一样，一百瓣合在一起。之所以叫百合，还因为它能治疗百合病。百合病出自张仲景的《金匮要略》，表现为神疲乏力，情绪低落，食欲不振，忽冷忽热，有轻微的抑郁状态。百合对失眠也有效，还可以缓解乏力。

动不动就感觉委屈想哭，是心脾有点虚，用甘麦大枣汤，其中的"麦"一般用淮小麦，就是江淮地区出产的颗粒饱满的小麦。食欲不好的可以换成麦芽，爱出汗的换成浮小麦，然后加大枣。

有些人郁郁寡欢，情绪不振，对什么都提不起兴趣，我一般用佛手配点月见草。抑郁、爱生闷气的朋友可以试一试佛手配代代花，代代花主治情绪不佳，爱生闷气。还有人爱发火，就要清肝火，可以用化肝煎一类的方子。

取心俞降心火

曾经有一个面瘫患者，面瘫了很多年，非常难受，用纯中药治疗效果很慢。我除了开药，还推荐他做针灸——针灸科的大夫把蛋白线种到穴位里。有人将埋线称为"长效针灸"，蛋白线可以刺激穴位半个月，之后人体就会把它吸收。

当时这个老大夫给他取穴，取了心俞，一开始我不太明白，我问他为什么取心俞这个穴位，他回答简洁，"心其华在面"。

心的功能怎么样，可以通过面色体现出来，这叫"心其华在面"。反过来，一个人脸上的所有毛病，不管是面肌痉挛、面瘫，还是长斑，都可以取心经的穴位和心俞。通过面色看一个人的心功能，这不仅有一定的诊断意义，也有治疗意义。

这个患者埋线后两三天给我打电话，说："张大夫，我有个毛病没告诉你，我有很严重的路怒症，一开车上路就发火，谁要在东直门别我一下，我追到西直门也要别他一下。但不知道怎么回事，自从埋线后，我的脾气就有所好转，有人别我，我都让他开车先走，不和人争了。"

　　这就是中医理论认为的心主神明，通过刺激心俞穴把他的心火降下来了。

第七章　身体中的结节

肺部结节

现在肺部有结节的人越来越多，主要有以下三大原因。

第一是污染，包括内环境和外环境，首先是吸烟，其次是空气污染和食品污染。

第二是精神压力大，爱生气对结节的发生有直接影响。情绪平和稳定对病情很有益处。

第三是现代检查技术手段越来越先进，所以肺部结节发现得越来越早，患者也越来越多。

发现肺部结节怎么办？我总结为四句话：良性不着急，恶性早切掉，良恶分不清，观察是诀窍。良性的结节不用着急，恶性的结节需要尽早手术切除。良性还是恶性分不清楚怎么办？观察三个月到半年再查，看有没有变化。发现结节以后每半年就要复查一次。做完手术的头三年要查得勤一点，越往后拉的时间越长，七八个月甚至一年查一次。

人为什么会得甲状腺结节？

导致甲状腺结节的原因可能是多方面的。

第一个是吃碘多少的问题，研究表明吃的东西含碘太少或太多，都有可能导致甲状腺结节。中国中医科学院一位80多岁的老中医说过，人人都吃含碘盐是不对的，烟台苹果里面都有可能含碘，所以不建议居住在海边的人吃含碘盐。

第二个是激素问题，激素的水平过高，有可能导致甲状腺结节。

第三个是放射线照射的问题，甲状腺是一个比较娇嫩的腺体，如果颈部拍过X线片，就有可能导致甲状腺结节。

这是现在西医比较明确的几个因素，中医有什么说法呢？中医称其为瘿病。关于瘿病，早在公元前300年，我国就有记载。《济生方》说："夫瘿瘤者，多由喜怒不节，忧思过度，而成斯疾焉。"情绪不稳定、压力过大，都有可能导致结节发生。

因此，生活中需尽量避免以上致病因素，注意饮食的同时调节好情绪，中医认为性格要强、爱生气或者工作压力大者易患甲状腺结节。

甲状腺结节会遗传吗？

甲状腺结节有一定的遗传倾向。父母有甲状腺结节，子女的结节发病率确实明显高于父母甲状腺正常者，为什么呢？

首先，孩子的性格、脾气有可能会随父母或受到影响。其次，一家人一个锅里吃饭，饮食中碘含量如果过多或过少，每个人都不可避免。

甲状腺疾病，包括甲状腺功能亢进（甲亢）、甲状腺功能减退（甲减）、甲状腺结节还有甲状腺癌，都是女性发病明显多于男性。为什么呢？因为女性情感比较细腻，容易为情所困，要么容易肝郁气滞，要么容易肝火旺。从中医角度讲，肝郁、肝火都容易导致甲状腺的问题。

甲状腺结节需要引起重视吗？

有朋友问甲状腺结节 3 级是否严重。甲状腺结节的分级为 1 级到 5 级，级数越高，恶性的概率越大。分级会参考很多方面，比如结节的成分是囊性还是海绵状，抑或是囊实混合性的？结节的回声，是无回声、高回声，还是低回声？它的形状怎么样？它的纵横比是小于 1，还是大于等于 1？它的边缘是否清楚、形态是否规则？根据多方面综合分析后，才会定级。虽然级别越高，恶性的可能性越大，但也不是绝对的，不是级别高就代表一定是甲状腺癌。

甲状腺结节的严重程度还要参考个人感觉。如果感觉到压迫食管，吃东西不舒服，或压迫气管产生呛咳，或压迫喉返神经嗓子哑，发现这三种现象，就要重视了。

有的朋友说甲状腺结节已经超过 1 厘米了，大夫建议去做穿刺。穿刺其实就是取一点活体组织细胞，看看细胞有没有癌变。如果是甲状腺癌就应该手术。如果不是甲状腺癌呢？一种可能是真的没有癌症；另一种可能是没取准，这样的话，过两三个月再做一次彩超，如果结节发展了，可能还要再做穿刺。穿刺找到癌细胞了就一定是恶性，未发现也不一定完全排除这种可能。

甲状腺结节绝大部分是良性的，但毕竟结节有恶变的可能，所以还是需要重视，特别是以下四种情况。

第一，短期之内甲状腺结节突然长大；第二，甲状腺周围淋巴结肿大；第三，有甲状腺癌的家族史；第四，受到的辐射比较多。

乳腺结节

乳腺结节是指乳房内有小肿块，一般没有定性的乳房肿块都可以称为乳腺结节。

乳腺结节形成的原因有很多，如乳腺增生、乳腺囊肿、乳腺纤维腺瘤，这些多是良性的，恶性的如乳腺癌。乳腺结节的主要表现是乳房胀痛和乳房内有肿块，中医称作"乳癖"，它可以算是一个易诊难治的慢性疾病。明代陈实功在《外科正宗》中说"乳癖乃乳中结核，形如丸卵，或坠重作痛，或不痛，皮色不变，其核随喜怒消长"，说明乳腺结节的形成跟不良情绪关系很大。

乳腺疾病体质辨证

乳腺结节在中医叫乳癖，古书里记载，有的结节比较明显，像小鸟蛋一样，还有说如梅如李，非常形象。如果是很硬的结节甚至是乳腺癌，中医称其为乳岩，还有一种说法叫乳栗，又叫奶栗，如果发现比较晚，溃破溃烂，死亡率就比较高，所以乳腺癌发现得晚就比较危险。

乳腺疾病的病因，中医最强调的是一个"郁"字，如肝郁、气郁。明末清初著名妇科大家傅青主说："乳岩乃性情每多疑忌……失于调理，忿怒所酿，忧郁所积。"《妇人大全良方》说得更直接，"乳岩属肝脾二脏郁怒"，实际上主要还是肝郁。现代有研究也证实乳腺疾病和"郁"密不可分，有人调查了 309 例乳腺癌患者，根据《中医体质分类与判定》标准将患者按照年龄分组，结果发现一个现象：25 岁到 65 岁的乳腺癌患者中，气郁体质的占第一位，也就是爱生气的人或情绪不够平和的人最多；66 岁到 80 岁的患者中，阳虚体质占第一位。从中医证型来看，乳腺疾病最常见的也是这两个病因。

中医的文献记载及临床研究都发现，气郁对乳腺病是影响最大的。有位叫余听鸿的古代名医说"若治乳从一气字着笔……雍者易通，郁者易达，结者易散，坚者易软"，这就说明治疗最常用的方法，是从气上入手，理气疏肝。这反过来提醒我们，为了乳腺的健康，一定要保持情绪平和，尽量不要生气、不压抑。

乳腺增生大概占到全部乳腺疾病的 70%，每个人增生的程度不一样，粗略分为轻度、中度、重度。轻度的乳腺增生基本没有不适的症状，乳房偶尔有些胀；中度的乳腺增生，有不适的感觉，或者时有时无，可能会摸到一点条索状的硬东西，按上去还可能有疼痛的感觉；重度乳腺增生可能会明显摸到包块，而且一碰就疼，甚至不敢碰。乳腺增生如果程度高，应该予以治疗。

乳腺疾病，最常见的是肝郁的表现，还可能有湿热的表现，还有的是由瘀血或阴虚造成的。典型的阴虚证表现为舌头没有舌苔、五心烦热、腰膝酸软、头晕耳鸣等，这样的人往往爱操心，思虑过度容易伤阴。这时还不能太过理气，不然更伤阴，要以养阴为主。在养阴的基础上软坚散结，加点理气的药。人只要情绪不好，肝气就不舒，肝火亢盛，乳房往往会不舒服，不是胀就是疼，时间长了，会得乳腺病。治疗一切乳腺病，时刻不要忘记从肝来调理，疏肝气、清肝火、养肝阴等。

中医有个方子叫一贯煎，就是治疗阴虚和肝郁的，方歌是"一贯煎中生地黄，沙参归杞麦冬藏；少佐川楝泄肝气，肝肾阴虚胁痛尝"。稍微加了一点疏肝理气的药。

治疗乳腺疾病，除了从理气入手以外，如果得病时间较长，舌头较暗，月经量少有血块，叫久病入络，就要用活血的方法。假如舌苔较厚，齿痕较多，要用化痰的方法，因为中医认为这种结节性的东西有时候可以叫痰凝。当然，化痰和活血一起用也是临床的常用方法，叫痰瘀同治。

经前经后搭配起来调理，也是治疗乳腺疾病常用的办法。因势利导，月经没来时，阴血比较充盛，肝气比较旺盛，这时一般用疏肝法，疏肝、理气，甚至清肝火、化痰、活血，用于治疗实证。经后期归于平静，冲任都平静，用补法，补益肝肾，调摄冲任。

有人问，乳腺结节会不会影响月经？很多人在得乳腺病的同时，月经也不正常，但实际上不是乳腺病引起的月经病，而是乳腺病和月经病同样都有可能是肝郁引起的。肝郁可以导致血瘀，月经自然就不好，表现为月经推迟、颜色发暗、有血块、痛经等。

三味药调理女性乳腺问题

有人问，乳腺结节、乳腺增生吃逍遥丸肯定好吗？不一定。

顾名思义，逍遥散、逍遥丸疏肝解郁，但有的乳腺病不仅因为肝郁，还可能有痰凝，有痰湿的要化痰，有瘀血的要活血，所以要区别对待。

给有乳腺结节和乳腺增生的朋友推荐一个食疗方：佛手、荷叶、菊花各5克，泡水喝、煮水喝都可以。爱生气的人，佛手的量可以加大；湿气比较大、舌苔比较厚的人，把荷叶的量加大；爱上火的人，可以把菊花的量加大；如果临床表现比较明显，应该请中医大夫号脉，开中药调理。

乳腺检查

经常观察乳房外观，如果有糜烂、结痂、血性分泌物，外观变形，就要去医院查一下。如果有乳腺癌家族病史，一定要重视，定期检查。

绝大部分乳腺结节不需要手术，3～6个月复查一次就可以。如果连续复查，结节无明显变化，可以延长复查的间隔时间，如一年复查一次。

无论是做乳腺彩超、钼靶还是磁共振，只要乳腺有病变，报告上都会有一个分级，叫作 BI-RADS 分级，用来判断乳腺结节是良性的还是恶性的。不同的分级代表肿物的不同性质，≥ 4 级需要引起重视。

结节息肉常用方：消瘰丸

消瘰丸的"瘰"是瘰疬的意思，是中医的病名。瘰疬用通俗的语言解释就是身上起了小疙瘩、小结节。从古代中医书籍来看，淋巴结的结核叫瘰疬，炎症造成的也叫瘰疬，良恶性的小瘤子都叫瘰疬。结节、息肉都属瘰疬的范畴，消瘰丸都可以治疗。

消瘰丸有三味药，玄参、牡蛎、贝母。这方子很小。中医把两味药的配合叫"药对"，三味药的配合叫"角药"。这个方子出自清代程钟龄的《医学心悟》。这三味药在一起能清热滋阴、化痰软坚。玄参能清热滋阴，凉血散结。玄是黑色的意思，所以玄参是黑的。玄参后来改名元参，是避康熙（玄烨）皇帝的名讳。牡蛎是一个传统的软坚散结药。贝母也有软坚的作用，还可清热化痰。所以，这三味药在一起，适用于阴虚有热有痰的瘰疬。

这是治标，不管什么辨证，直接软坚散结。假如舌头上边瘀点、瘀斑多，就加活血药，如郁金、莪术，甚至加上桃红四物汤，就是桃仁、红花，以及当归、生地黄、川芎、芍药。假如舌苔厚腻，痰湿很重，要加重去痰湿的力量，如清半夏或法半夏。

还有一个药对：薏苡仁配白芥子，对于痰湿型的肿瘤，不管良恶性都有效果。康莱特注射液就是从薏苡仁里提取的成分，具有抗肿瘤的作用。

另外，夏枯草对甲状腺肿大、甲亢、甲状腺结节都有一定作用。连翘、猫爪草、龟板、鳖甲等，都有一定软坚散结的作用。

标本同治结节息肉

只用软坚散结的药属于治标不治本。如果患者是爱生气引起的结节息肉，需要疏肝解郁，要注意修身养性；如果是暴饮暴食、大鱼大肉引起的（比如胆囊息肉就是吃出来的），应该从管住嘴入手，中医遣方用药也要加大化痰的力量；如果是接触放射线过多，应该远离辐射。这样做才叫标本同治。

一位老先生去医院看胆囊息肉，医生让他手术治疗，但他决定先吃点中药看看。老先生脾气大，爱发火。中医有个名词叫肝郁，还有个名词叫肝火，这两个程度不同。肝郁往往是胸胁胀，情绪不舒畅、不振作，打嗝或者叹气。肝火旺，除了以上症状还有火的表现，爱着急发火。我主要用消瘰丸合化肝煎，几个疗程之后，老先生的胆囊息肉慢慢变小了。一般用柴胡疏肝散、逍遥丸、四逆散来疏肝解郁，但针对肝火，就要用加味逍遥丸或者用化肝煎，力量才够。

虽然消瘰丸是治疗结节息肉的常用方，但不建议患者自己用，毕竟造成结节息肉的成因不尽相同。有人是生气导致的，要疏肝理气；

有人是肝火旺，要加清火药；有人因为痰湿，要加化湿药；有人有瘀血，要加活血化瘀药。同样是消瘰丸，但用的时候搭配不一样，这也叫标本同治。

化肝煎

刚提过的肝火旺，有个方子叫化肝煎，是明代张景岳的方子，包含陈皮、青皮、白芍、牡丹皮、栀子、土贝母。陈皮、青皮疏肝，栀子清肝，牡丹皮凉肝，白芍柔肝，全方位地把肝包围起来，因此，肝火旺的人用化肝煎，效果较好。

见效有多快？有人吃完这个方子，第二次来找我看病时说："您用的什么办法？我吃完药以后，家里保姆问我现在脾气怎么一下变好了。"自己还没感觉到，别人就有评价了。

爱发火、着急、肝火旺就用化肝煎，辨证为肝火旺的也可以用化肝煎来治疗，比如息肉、结节、失眠、拉肚子、胃脘痛。如果是结节可以加消瘰丸；如果是失眠，可以加酸枣仁汤。这就是辨证与辨病相结合。

胆囊息肉需要重视

为什么会得胆囊息肉？常见原因有几种，首先是吃得太饱，包括暴饮暴食、喝酒吃肉、不爱吃菜、不经常运动等，这是生活习惯问题。其次是经常饿肚子，有人不吃早餐，或早餐吃得很晚，胆汁得不到排泄，淤积在胆囊，就容易诱发胆囊息肉。另外，遗传因素可能也有一定关系。还有，在胆囊炎症反复刺激下，也可能长息肉。

为什么中医强调患胆囊息肉的朋友要少生气呢？其实不仅是胆囊息肉，只要身上长东西，不管是甲状腺结节、乳腺结节、肺结节、胆囊息肉，还是恶性肿瘤，中医特别重视情绪问题。肝气不舒，情绪不好，叫肝郁。肝郁气滞时间长了，会导致痰瘀、血瘀，痰瘀和血瘀都可以让人体长出来一些东西，而痰和血瘀在一起，叫痰瘀互结，更容易引发结节、息肉甚至肿瘤。

大多数胆囊息肉属良性，但也有一部分会恶变。为什么要重视胆囊息肉？因为大多数癌变的人一年之内就会死亡。胆囊息肉可以有三种情况：一种叫相对静止，三年、五年甚至十年、二十年它不怎么长，长也长得非常慢；还有一种叫增生活跃，长得很快，半年一查长了，三个月一查又长了；还有一种情况叫吸收消散，会越来越小，吃中药的目的，就是促进它的吸收和消散。

胆囊息肉可以吃阿胶一类的补品吗？

首先，一定要对证，只有阴血亏虚的人才能吃阿胶，阴血不亏虚肯定不能吃。

其次，胆囊息肉从中医来讲一般要软坚散结，有时兼活血，有时兼化痰，或者单纯软坚散结，不需要补，所以一般来说不建议胆囊息肉患者吃补品。

有胆囊息肉或长期咳嗽患者可以试试乌梅。乌梅在中药学里属于收涩药，能养阴、生津止渴，收敛力强，拉肚子或长期咳嗽偏于阴虚的，都可以用乌梅。乌梅还有个作用叫蚀恶肉，就是腐蚀身上的恶肉，所以胆囊息肉、肠道息肉，都可以用乌梅煮水喝。

关于切除胆囊

很多人，特别是年轻人，担心切除胆囊有坏处。其实，切除胆囊后，不舒服的症状并不严重，有人甚至没有明显的感觉。最常见的后遗症是易腹泻，有的人会有些厌油腻的感觉。但总的来讲，切除胆囊对生活质量没有大的影响，大可不必过于紧张忧虑。

肠息肉患者要不要吃中药？

肠息肉常见原因有哪些？主要有三大原因。第一是饮食问题，红肉吃得多且频繁，很少吃蔬菜水果。第二是排便不规律、便秘。第三是遗传因素，有肠息肉家族史的人患此病概率比较大。

肠息肉在早期时，基本上没有症状，但是它长大可能会影响大便，比如大便比平常的细，也可能便血，也可能便秘或拉肚子，还可能肚子不舒服，这些症状跟息肉的大小、形状和位置都有一定关系。

现在看来，随着时间的增长，肠息肉的癌变率越来越高，在早期0.5厘米的时候，它一般叫早期肠息肉，但一旦到了1厘米，就变为高危息肉了，高危息肉很有可能癌变。通常来看，有80%的肠癌都是由肠息肉转变过来的，一般来说这个过程平均需要 7 ~ 8 年，所以还是要引起重视。

作为一名大夫，我建议绝大部分人群，做肠镜的时候，如果发现息肉，最好手术把它切掉。

哪些人适合吃中药？

第一类，息肉切除以后，往往还会复发，而且经常不在老地方复发，换个地方重新长，所以做完手术以后，建议吃点中药，可降低复发率。

第二类，年纪大的老年人，假如发现息肉，即使癌变，一般也需要 7 ~ 8 年，有些老年人受不住麻醉，经不起手术折腾，建议吃中药。

第八章　肾病不可怕

肾不可乱补

有句老话，夸张地说"十个男人九个虚"，补肾的话题从古到今大家都很关注。

为什么这么多人还没有让中医号脉，就认为自己肾虚？主要是因为这些人感觉自己精力和体力，包括性生活不如以前，还有人伴有脱发、白发、腰酸腿软、怕冷、尿频等症状。这些人中真正性功能下降的不在少数，严重的甚至阳痿、早泄，所以才会有这么多人希望补肾。

男性要求补肾的，从 20 多岁到七老八十的都有。有人喜欢用人参、鹿茸等补品泡药酒；还有人通过食疗进补，像天上飞的麻雀、鸽子，水里的甲鱼、海参、牡蛎、黄鳝，树上的核桃、榛子；还有大家可能都听说过的，喜欢吃各种动物生殖器官和动物内脏如狗鞭、鹿鞭、驴鞭以及腰子；更有甚者，听说黑色的食物补肾，大量吃黑色的东西，像黑芝麻、黑豆、黑米、木耳等。

曾经见过一个40多岁的患者，长时间吃那些补肾的东西，如海马、海龙、鹿茸，还有前几年盛行一时的玛卡，却没什么效果，性能力没得到改善。这就值得思考了。为什么想尽各种办法来补肾，效果反而不理想呢？这里面是有很多门道的。

宋代有个古方，叫桑螵蛸散，方歌是"桑螵蛸散用龙龟，参茯菖远及当归；尿频遗尿精不固，滋肾宁心法勿违"。这里有两大治疗方法：第一是滋肾补肾；第二是宁心，让心宁静。这个方子是治疗心肾两虚、遗尿、遗精、尿频的，这样的朋友，往往还有心虚、心神不定的表现。方里的人参、茯苓、石菖蒲、远志，四个合起来本身就是一个单独的方子，唐朝孙思邈给它起了个名字叫开心散，这四味药里有三味负责安神开窍，让心宁静。明明是肾虚，却不单纯补肾，还要用安神的药，为什么？因为性功能下降的原因往往很复杂。很常见的是伴有心的问题，心神不宁、紧张甚至心气虚，这时除了补肾，还要补心气、开心窍、安心神。临床上，单纯的肾虚比较少见，常伴有心的问题，有时还伴有其他问题，比如肝郁问题、瘀血问题、湿热问题等。心理明显有问题的，还不能单纯依赖药物，还要想其他办法放松心情，性功能自然会得到改善。

记得有个患者，连续几年泡药酒，这几年又施行膏方，还自己做膏方，而且市面上比较火的补肾类保健品，常年不断吃，几年下来，效果并不明显，而且有些问题变得还不如以前。我当时和他说，在吃这些补品之前，首先要找个好的中医大夫，判断一下是不是真的肾虚，假如气血循环不好，有时也是虚的表现。即使是肾虚，还要细分，中医要分阴虚还是阳虚。

因此，补肾的食物不可以乱吃，否则可能会越补越"虚"。即使是真的肾虚，也要分型，对证用药，搞明白是肾阴虚还是肾阳虚。

如何正确补肾阴

肾阴虚有三大表现。

第一，"虚"，常见的症状有腰酸腿软、头晕耳鸣、失眠多梦、精力不济。男性遗精、早泄，女性月经量少、闭经等。

第二，"干"，阴虚类似于身上缺水。地缺水会干，人身体缺水也会干，如咽干，眼干，大便干，皮肤干，舌干、没有舌苔甚至有裂纹——叫裂纹舌。

第三，"虚火"，身体里阴不足，阳相应地会过多，阳过多就会热，中医称为阴虚则内热，可以表现为手脚心烫、脸潮红。

六味地黄丸是中医的名方，里面含有三补三泻六种中药，地黄、山茱萸补阴，山药也是补的。茯苓、泽泻、牡丹皮利湿、利水和清热，是泻的。不要把六味地黄丸看得那么神，不要认为它纯粹就是补肾阴的，除了补阴，它还适于有点湿气，甚至有点火的人群。为什么大家都推荐用六味地黄丸来补肾阴？因为它有补有泻，比较平和，相对稳妥，但其实补肾阴的力量不大。

为什么有人会虚不受补呢？补得不对，就会虚不受补。张景岳提出"善补阳者，必于阴中求阳，则阳得阴助而生化无穷；善补阴者，必于阳中求阴，则阴得阳升而泉源不竭"，意思是补阴时，不要一味补阴，要在补阴的药里适当加点补阳的。比如治疗肾阴虚的名方左归丸中，就加了补肾阳的菟丝子和鹿角胶，意思是要阴中求阳，这样补阴才更有效果。

补肾阴一定要有恒心，中医有句话叫"实证易泻，虚证难补"。虚不是短时间内就能补起来的，应该益气养阴，佐以温通，缓缓补之，久虚不能峻补，不能用味厚纯阳之品，否则耗伤气阴。曾经有个患者，补肾阴四五个月没有明显效果，坚持了半年多，效果才逐渐开始显现。这就说明阴虚的人补阴要持之以恒。

推荐一个补肾阴的好方子，有本古书叫《圣济总录》，里面记载了一个方子叫二精丸。

二精丸只有两味药：黄精和枸杞子。原方是做成丸药，长期服用，可以补肾固精、延缓衰老。

肾阳虚有什么表现？

肾阳虚的表现，我归纳为四个字：软、冷、懒、漏。

第一个字"软"，指的是全身酸软，特别是腰酸腿软，中医也叫腰膝酸软。当然了，还有男性的性功能下降，甚至阳痿，也叫软。

第二个字"冷"，很好理解，就是怕冷。这个怕冷可以是手脚凉，也可以是全身其他任何地方怕凉、怕风。我曾经看过一个老太太，她怕冷怕得很奇怪，只有背上一小块地方怕冷，她拿起我的手来摸着她的背部说，就感觉这个地方特别怕冷，经常凉，可是摸着的感觉和其他地方也没有什么区别。像这样局部怕冷的情况，中医在温补肾阳的基础上，应该如何治疗呢？应该加通经络的药引子。很多人都知道，药引子可以引领温肾阳的药，到达该去的地方，来疏通经络，使症状得到改善。当然有些人怕冷，还会头冷、腰冷、小肚子冷等，这些怕冷的症状，最常见的原因就是肾阳虚。

第三个字"懒"，不一定是感觉累，也不一定是疲劳，就是精神萎靡不振。《伤寒论》里有个少阴病，也就是肾阳虚的病，里面写道，"少阴之为病，脉微细，但欲寐也"，脉很弱很弱叫"脉微细"，"但欲寐"就是指总想睡觉，或精神不振，像要睡着似的。在临床上有时候会碰见这样的患者，中医问诊时，他有可能都懒得回答，这种懒的表现，其实是阳虚比较严重，全身机能下降导致的。

最后讲"漏"字。人体的体液，比如汗、尿、血、鼻涕、精液、女人的白带等，分泌、排泄都是有一定规律的，这些体液在人体内正常运行，需要阳气来固摄，不让其跑到体外去。假如肾阳虚特别明显，阳气抓不住这些体液，这些体液就会漏，出现尿频、腹泻，出汗多（特别是自汗），流清鼻涕，男人遗精、早泄，女人带下多而且清稀，还可能发生出血——鼻出血、消化道出血、月经量多等；还有些人做完手术后需要引流，正常引流液 1 ～ 3 天就干净了，但他们总是排不干净。这些在中医看来，往往是肾阳虚导致的。

应该如何补肾阳？

有的人喜欢用各种鞭（鹿鞭、狗鞭等）、鹿茸、羊腰等来补肾，很多老中医明确表示反对这样补，因为欲速则不达，而且用量太多还会伤阴。我曾经见过这样的患者，长期用这些大热大补的东西来温补肾阳，不仅效果不佳，反而伤了阴，出现舌头干疼、口冒热气、眼睛干疼等伤阴的表现。

中医有很多办法，比如药物、食疗、艾灸、火疗、沙疗等都可以改善肾阳虚。我重点推荐两个方法。

第一个方法是灸法。从灸下边的火字，可以看出这方法特别适合阳虚的患者。很多年前，有一位著名的中医大夫叫陆瘦燕，就曾经用灸法治愈过肾阳虚的阳痿患者。该患者曾经参加解放战争，长期趴在潮湿的地里，后来就逐渐感觉到腰背酸痛，四肢无力，小便不清，有时候有头痛、头昏等症状。他看过很多中西医大夫，没有痊愈。1959年他又得了阳痿，小便不能自理，尿频到了自己不能控制的地步。久治不愈后，他找到了陆瘦燕大夫。陆大夫看患者舌头不红、颜色不深，证明体内没有热象，同时脉象特别无力。本来他的肾阳就虚，再加上受凉、受寒、受潮，把肾阳给困住了，使得肾阳更加流通不起来，这在中医上叫"肾阳困顿，精气虚寒"。当时陆大夫给他用了灸法，祛寒温阳，补肾益元。这里介绍一下当时陆老给他用的三个处方。

处方1：艾灸关元穴、中极穴

关元穴在肚脐（中医叫神阙）正下方三寸。

中医说的寸，不是拿尺子去量，而是同身寸，就是拿自己的手指头去量，我们除去大拇指以外的四个手指头并拢，并拢以后四横指处就是三寸。

中极穴在关元穴下一寸的位置，食指弯下来以后，中间的一节就是一寸。

处方 2：艾灸肾俞穴

肾俞穴在背上，在肚脐眼正对着的背部，脊柱两边各一寸半处，一边一个。

处方 3：艾灸命门穴

命门穴在肚脐眼正后方脊柱凸起的下方。

以上这三个方子，每天换一种方案，轮流施灸。艾灸用的艾炷，有大有小。每个穴位用七个小艾炷灸七次。上文说的患者就是用这个方子进行治疗的，阳痿痊愈，其他症状也都明显改善了。

第二个方法是服用韭子二味饮。

原料：韭菜子、补骨脂各 30 克。

制法：韭菜子、补骨脂放在一起，打成粉末，装到玻璃瓶中，准备随时用。每次 3 克，加一碗水，然后用水煎，一碗水煎至半碗就可以了。一天一次，7 天为一个疗程。

韭子就是韭菜子，再加一个补骨脂。韭菜子、补骨脂都是温补肾阳的。韭菜子比较平和，经研究表明，不管是生的韭菜子，还是用盐炮制过的韭菜子，甚至是用酒炮制过的韭菜子，都具有补肾壮阳的作用。需要强调一点，韭菜子不是韭菜。

需要注意，爱上火、怕热不怕冷、没有舌苔反而舌头上还有很多裂纹的人不适宜用这个小方子。

肾精亏虚：长得慢、老得快、不孕不育

《黄帝内经》中说"精者，身之本也"，意思是肾精是人体的根本。中医说肾主生殖、主生长、主发育，肾主这么多重要功能，靠的是什么？靠的就是肾精。精是人体各种活动的物质基础，精又分为先天之精和后天之精。先天之精是禀受于父母的，与生俱来，是构成胚胎发育的原始物质。后天之精是指出生以后通过脾胃运化功能生成的食物中的精华，以及脏腑活动中产生的精气。后天之精除了用于各脏腑自己消耗以外，剩余部分皆藏于肾。就像丰收的时候，多余的粮食放在粮仓里，肾就是那个"粮仓"。肾精包含了先天之精和部分后天之精，是人体的根本。

肾精亏虚，身体会出现哪些问题呢？

我用两个字来总结一下：第一个字叫慢，第二个字叫快。

慢，是说长得慢，主要说的是小孩比同龄人发育得慢。在中医里，有"五迟五软"一说。五软指的是头软脖子软、口软、手软、足软、肌肉软。五迟指的是立迟，站得比同龄孩子要晚；行迟，走路要晚；语迟，说话晚；发迟，头发长得晚；齿迟，牙齿出现得晚。

真正的迟，往往是几种情况一起出现。我曾经见过一个孩子，身形瘦小，个子明显比同龄人矮很多，头发稀疏，这就是有些先天不足，属于小儿生长发育障碍的问题。西医说的大脑发育不全、智力低下、脑性瘫痪、佝偻病等，均可以见到五迟五软的表现。

快，是说比同龄人明显老得快，比如乏力、精力不济、记忆力明显下降、头发白得快且掉得多、牙齿掉得早、皱纹多等，性功能也明显比其他人要差。

有一次我出门诊，来了一对男女，我和我的学生都以为他们是父女俩，可一看病例上写的年龄，才知道他们是夫妻，女的竟然比男的还要大1岁。为什么同龄人之间，外表上会有如此大的差距呢？这就是肾精亏虚所致的。

不孕不育

肾精亏虚除了刚才说的一快一慢以外，常见的还有不孕不育。

由于男人的问题导致的不怀孕叫不育症，很多都可以归结为肾精亏虚，比如精子弱、精子少、精子畸形、死精子等，而通过正确的调补肾精，就有可能提高精子质量，从而使妊娠率、怀孕的可能性明显提高。

有人会问男性常见肾精亏虚，女性是不是不会出现这种情况？

其实女性也有肾精亏虚，这个精不仅仅是男人看得见的精，男女都有无形之精。如果是由于女方的问题导致的不怀孕叫不孕症，不少人出现月经量少、薄型子宫内膜、反复流产或者不孕，在中医看来或许就是肾精亏虚的问题。还有多囊卵巢、月经稀少、逐渐闭经、腰膝酸软，相当一部分都是由肾精亏虚造成的。

曾经有个患者，动辄几个月甚至半年，都不来一次月经，西医诊断后说是多囊卵巢。我给她辨证以后，认为她是肾精亏，用的都是覆盆子、枸杞子、五味子、紫河车这些补肾精的药物。我还嘱咐她要有规律地运动，就这样，调理了半年多时间，月经逐渐恢复正常。

肾精亏虚的原因

1. 先天不足

母亲在怀孕的时候属于高龄产妇，或者是在怀孕期间营养不足等，都可能造成孩子生下来就先天不足。

2. 房事不节

性生活过度，包括男性的手淫，都是肾精亏虚的原因。如果明显感觉到有疲劳感、腰膝酸软、头晕耳鸣，就证明手淫过度了。手淫很正常，但是要适度，否则容易伤精。对于女性而言，非意愿妊娠——本来不想怀孕生孩子，结果怀上了只好流产——也会造成精血耗伤。

3. 久病劳损

一个人得了各种慢性病，病恹恹的，时间久了，就会造成肾精亏虚。像之前举的例子，那对看起来年龄差距很大的夫妻，丈夫是个老病号，妻子其实没什么病，就想调理调理，她说自己不想像丈夫一样，太受罪了。

治疗肾精亏虚的小妙方

1. 鹿角胶

鹿角胶是用梅花鹿和马鹿的角熬制以后做成的胶块，用来补肝肾、益精血。它的功效比鹿茸要缓和一些，在药房都可以买到成品。服用量在 5 ～ 15 克，服用方法是用开水或者黄酒加温后，化开服用。

爱上火的朋友或者是热性体质的人禁用。热性体质的人一般多表现为形体消瘦、爱吃生冷的食物、经常便秘、大便干燥、心烦气躁等。

2. 黄精丸

先准备好配料：黄精 250 克，当归 250 克，黄酒 100 克，黑豆 25 克。

第一步，黄精要用黄酒蒸 48 小时，干燥以后备用；

第二步，黑豆煮水 3 ～ 4 小时，取黑豆浓缩煎煮液，然后用当归吸尽黑豆煎煮液，当归干燥后备用；

第三步，把黄精和当归粉碾碎成细粉，过筛，搅拌均匀；

第四步，取 100 克药粉，放入 60 ～ 70 克炼蜜，制成大蜜丸。

一个丸重大概 9 克，放到玻璃容器中，备用即可。一天一丸，用温水送服。

耳鸣、耳聋的中医分型

1. 实证

肝火旺是常见的实证表现。华西医科大学曾经调查过 119 例耳鸣就诊者，结果显示耳鸣的严重程度与焦虑有相关性，但是年龄、性别与焦虑没有相关性。也就是说，不管男女老少，都可能会焦虑，而焦虑可能会影响到听力，这叫实证。焦虑，中医将其称之为肝火旺。这样的耳鸣，通过心理干预往往有效。

2. 虚证

《黄帝内经》中记载"肾气通于耳，肾和，则耳能闻五音矣""精脱者，耳聋"。耳朵和肾对应，肾开窍于耳，耳的功能依赖肾气、肾精的充养，所以耳从属于肾。精髓充盛，则听觉灵敏；若肾精不足，则两耳失聪，出现耳鸣、耳聋。

肾虚耳鸣就是虚证，它多表现在年龄较大的人身上。虽然肾开窍于耳是中医理论，但现在西医研究也逐渐发现，耳聋、耳鸣和肾脏功能的好坏存在着一定的联系。

中国中医科学院西苑医院有人专门针对 223 例慢性肾病患者进行了研究，发现其中耳鸣患病率为 51.6%，耳聋率为 44.8%，既耳鸣又耳聋的占 28.7%。慢性肾脏疾病越严重，耳聋发病率越高。耳聋患病率以尿毒症者最高，肾衰患者的耳鸣、耳聋患病率明显高于肾功能正常者。

3. 虚实夹杂

年轻人的耳鸣有其自身规律，不一定是纯粹的实证或者完全的虚证，更多的是虚实夹杂。既有肾虚，又有郁闷或者肝火。曾经看过一个 38 岁耳鸣的男性患者，伴有腰膝酸软、阳痿、早泄等肾虚表现，脾气很大。单按肝火旺盛或按肾虚治，效果都不是很明显，最后两种方法搭配着一起治疗，慢慢好转。这种耳鸣是虚实夹杂的情况，必须清肝补肾同时进行。

治疗耳鸣的中药

首先要记住，耳鸣、耳聋的病程越短，治疗效果越好。

有一个朋友耳鸣，我让他尽快治疗，中医、西医都可以，中西医结合更好。他不以为意，过了三个月，耳鸣越来越厉害，这才开始重视，来到北京一家很有名气的医院。用他自己的话说，在网上花了 300 元挂号费，到医院等了 2 个小时，专家只说了一句话："习惯就好了。"我说人家没有忽悠你，耳鸣时间长了，确实没有好的治疗办法。所以，当出现耳鸣、耳聋时，千万不要拖，要尽早去医院检查治疗。

中医治疗耳鸣、耳聋有汤药、针灸、埋线等诸多方法。中药方面，有两个办法分别适应于虚实两证。

一是补肾，如淫羊藿、补骨脂、骨碎补，适合虚证的耳鸣、耳聋。有句俗话"实证易泻，虚证难补"，要坚持补一段时间。曾经有个 60 多岁的先生，说自己只要睁着眼，耳朵就不停地响，经过半年多的补肾，响还是响，但变成了间歇性的。

二是活血、扩张血管，如丹参、葛根、川芎等，多用于实证的耳鸣、耳聋。有个30多岁的男性患者，耳鸣3天，我劝他输液扩张血管，后来他输的是德国进口的银杏提取的注射液，连续输液3天，后来再没有耳鸣过。

当然，要找专门的医生来对证用药。

治疗耳鸣的小妙招

听会穴：张开嘴，耳朵前方凹陷处。按的时候闭着嘴，双手食指左右同时轻轻按揉，每次按揉30多下，可以揉2～3次，半个月为一个疗程。

翳风穴：耳垂后方的凹陷处。双手食指左右同时轻轻按揉，每次按揉30多下，可以揉2～3次，半个月为一个疗程。

同时还可以配合上搓耳朵，整个耳朵从上到下全部搓到，效果更好。这个方法没有禁忌，人人都可以做，也能用于平时的预防。

很多人工作累、压力太大，或者失眠超过几天就会耳鸣发作，可以试试这个小妙招。另外，很多耳鸣是失眠带来的，必须先把失眠治好，耳鸣才好治。

为何青壮年也常腰酸腿软

门诊来过一个 30 岁出头的小伙子，腰酸腿软，总感觉腰像折了一样，做了检查发现腰椎没有任何问题。还没等我问原因，他自己就说前几天房事过度给累着了。这个小伙子就是典型的性生活过度造成的肾虚，从而出现了腰酸腿软的症状。

性生活过度为什么会导致腰膝酸软呢？《黄帝内经》中说："腰者肾之府，转摇不能，肾将惫矣。"腰是肾的外府，假如腰出现问题，往往代表肾虚甚至肾虚得很厉害，叫"肾将惫"——疲惫，把肾累着了。所以，肾虚之人，特别是性生活过度、手淫过度的人，腰酸腿软的表现会特别明显。

再细究的话，肾主骨，肾虚以后，无论是脊柱还是膝关节都可能不像以前那么轻松灵活。看看老年人就知道了，肾虚一般是中老年人的问题，随着衰老，肾精会自然逐渐衰竭。

年轻人朝气蓬勃，性活动较为频繁，也容易过度，从而导致肾虚。尽管年轻，反而他们是肾虚的主体。

腰痛的不同类型

出现腰酸腿软的情况，除了上面说的由肾虚引起的之外，还可能是受凉、瘀血等原因造成的。那不同原因引起的腰部问题有哪些不同呢？

1. 寒湿腰痛

寒湿腰痛，也就是受凉引起的腰痛，一般非常剧烈，腰感觉像断了一样，腰在活动时也会非常僵硬。一旦受风、受凉之后会加重，相反，保暖、热敷之后会好一些。临床上这样的例子以女性为多，往往都是受过风寒的。

有个不到30岁的女性来就诊，自述生孩子后受了风，全身怕冷，出虚汗，腰酸，腰部感觉凉得很。尽管这不是大病，但患者很痛苦，哪怕是大热天，也怕冷、腰痛、腰酸。

2. 瘀血腰痛

瘀血引起的腰痛，是固定的疼痛，像针刺一样，活动一下，会缓解一些。曾经有个近60岁的男性，长期腰痛，长期补肾，但效果不明显。当时根据两点，我判断他是瘀血腰痛：第一是针扎样疼痛，活动后会得到缓解；第二，舌质发暗，有瘀斑，这是瘀血的表现。

3. 肾虚腰痛

肾虚引起的腰痛，绵绵不休，感觉腰膝酸软无力，活动后会加重，同时伴有其他肾虚的表现，比如头晕、耳鸣、失眠、多汗等。

举个例子，女性来月经时，腰酸、腰痛就很明显，假如月经量少，血块不多，颜色也不是很暗，可能就是肾虚。疼的时候，任何事情都做不了，只能是多注意腰部保暖，喝红糖姜茶来缓解。这样的女性，平时要少穿露脐装、低腰裤这类的服装。现在肾虚造成的腰酸腿软，不是年龄越大越容易出现，而是年轻人更容易出现。

常用于治疗腰酸腿软的中药

中医经常通过补肾来治疗腰酸腿软。有人对古代 558 个治疗腰痛的方剂进行了分析，发现古方中，治疗腰酸腿软用得最多的药物有杜仲、牛膝、补骨脂、熟地黄这几味药材，这些药物都是常用的补肾药物。

还有一些人，不见得有明显的腰部不舒服，但是感觉累得很，我出门诊半天时间，差不多能看三十几个患者，其中，有好几个人主诉都是累，能躺着不坐着，能坐着不站着，能站着绝对不走，这叫疲劳综合征。

很多古书中记载某某中药有"轻身"功效，大部分人听后以为是减肥，其实不是，是抗疲劳的意思。疲劳改善，身体也就变得轻快。疲劳很多也是由肾虚引起的，当然也要用补肾的方法。很多补肾的中药如灵芝、肉苁蓉都具有抗疲劳的作用。金樱子、锁阳也有抗疲劳、提高体能之作用。为什么又说到疲劳了呢？因为腰酸腿软其实也是疲劳的一种，只不过腰酸腿软明显一些，有人就是感觉全身都没劲儿，同时也会腰酸腿软。

缓解腰酸腿软的小方法

1. 腰部揉擦法

双手掌沿着腰脊酸软部位上下揉擦，随时随地都可以做，每次10 分钟，以该部位有热感透入为适宜。半个月为一疗程。

2. 按摩委中穴

委中穴位于腘窝正中，也就是膝盖的正后方，此穴主要是缓解坐骨神经痛、小腿疲劳、肚子疼痛、脖子酸痛、腰部疼痛或疲劳、臀部疼痛、膝盖疼痛的。中医有首《四总穴歌》，里面有一句"腰背委中求"，就是腰背部的问题找委中穴，所以按摩委中穴对腰、膝关节都有好处。

具体方法：手掌从外侧握住膝关节部位，拇指掐住外膝眼部位，中指掐住委中穴，用力不断按压，以点按的手法，一次 30 下，每天 3 次，半个月为一个疗程。这个方法没有禁忌，人人都可以做。

肾病患者注意事项

第一，控制钠的摄入，少吃过咸的食物。

第二，尽量不要感冒，一旦感冒病情就会反复甚至加重。

第三，大便不能干燥，大便干燥也可能加重肾病。

第四，无论出现什么病症，吃药时注意阅读说明书，凡是说明书上写着肝肾功能不全者慎用，一律不要自行服用。

第五，注意控制血压、血糖、尿酸等。血压高、尿酸高和血糖高都会影响肾脏。

体检出肾囊肿怎么办？

现在肾囊肿挺多见的，各地发病率不一样，特别大的肾囊肿有时候就需要做手术了。手术也有几种方式，其中有一种是在 B 超指引下的穿刺抽液，但这种穿刺手术不是很彻底，过一段时间囊肿有可能再长大。有人曾做过对比，两组患者，一组是单纯做西医穿刺手术，一组是吃中药加上穿刺手术，过了三个月、六个月、九个月、十二个月后观察，发现用中药的比不用中药的效果明显好很多。

推荐几个能改善肾功能的中药。

黄芪是味补气药，对肾脏功能有改善作用；牛蒡子，是牛蒡的种子，也叫大力子；大黄，泻下力量非常强；丹参，能活血；猪苓，是利水渗湿药。这五种药有的活血、有的补气、有的利湿、有的泻下，都能改善肾功能，在专业大夫的指导下辨证应用。

痛风与高尿酸血症

痛风在二十世纪八十年代的时候很少见，医生也很少听说，因为那个时候生活水平低，没有如今丰盛的美食。痛风还有一个特点，"七七，任脉虚，太冲脉衰少，天癸竭，地道不通"，就是女性到了49 岁闭经以后发病率会逐渐上升，说明痛风和雌性激素水平有一定的关系。

痛风时间久了，往往还会伴有高脂血症、高血压、2 型糖尿病及心血管病等疾病。

痛风多见于什么样的人？肥胖者，往往还是肚子大的那种，叫腹型肥胖，喜吃肉，喜喝酒。痛风的易患人群比较年轻化，因为年轻人特别是小伙子能吃能喝，撸串、火锅、啤酒，而恰恰这些饮食嘌呤含量较高，因此容易引发痛风。痛风除了和吃喝有关系外，有研究发现减轻疲劳状态、减少二手烟烟量也对痛风有一定益处。此外，规律的饮食和作息很重要，年轻人要尽量避免熬夜。

痛风疼起来很严重，医学上叫刀割样疼痛，疼得无法走路。主要是关节疼痛，比如踝关节、膝关节、脚指头疼，时间久了肉眼都可以看到痛风石，在医学上这些表现叫急性发作性关节炎、痛风石形成、痛风石性慢性关节炎。

尿酸高就像血液中的小刀在伤害血管，而有的人尿酸再高都不觉得疼，这叫高尿酸血症，但这样很容易忽视问题。

患高尿酸血症和痛风的患者应少吃如下食物：第一，酒类，特别是啤酒不能喝；第二，动物内脏；第三，海鲜，实在馋的话，可以少吃点海参；第四，豆类、豆制品。

痛风的中药治疗

西药在降尿酸方面效果来得快些，但一般要求长期服用，而且存在较大的副作用。中药在降尿酸方面尽管慢些，但也有效，且副作用较小，比较安全。降尿酸的机制不同，有的是为了增加尿酸排泄，如秦皮、车前草、土茯苓、薏苡仁、泽泻等；有的是为了抑制尿酸合成，如当归、泽兰等。

尿酸高可能导致肾病，严重的肾病也可以导致尿酸高，它们是互相影响的。中医如果辨证准确，往往可以使肾功能和尿酸同时得到改善。

一位 40 多岁的患者，长期蛋白尿、尿酸高，近期尿酸数值超520 μmol/L，血肌酐数值 189 μmol/L，经过 2 ~ 3 个月的中药调理，肌酐数值降到 110 μmol/L，尿酸数值降到 430 μmol/L，尿蛋白、内生肌酐清除率也同时得以改善。同时嘱咐患者要三分治七分养，定期检查，后来随访这个患者，他的状态一直很好。

降尿酸的小验方

百合 30 克，秦皮 15 克，这两个搭配在一起泡水喝。

百合地黄汤和百合知母汤效果也不错。孕妇和哺乳期一般不主张吃药，包括中药，但也有个别情况。曾有一位女性在哺乳期，痛风性肾炎尿酸数值达到 600 μmol/L 多，肌酐数值 190 μmol/L，她坚决要求吃药，所以给她用药比较谨慎。一个星期后她的尿酸数值降到 590 μmol/L，肌酐数值降到 170 μmol/L，主要用的是百合知母汤，还用了大量的黄芪、葛花、牛蒡子保护肾脏，所以肌酐、尿酸数值很快都往下降了，而且很安全。

尿频尿急尿痛

在门诊经常能遇到来看失眠的患者，仔细询问就会发现，其实他们不是真的失眠，而是因为晚上尿频，老起夜才造成的失眠。针对这类患者就不是治疗失眠了，而应该去治疗尿频的问题。那尿频是怎么引起的呢？

中医有个理论叫"肾司二便"，又说"肾开窍于二阴"，肾虚会导致小便出现不正常，最常见的情况有尿频、尿急、尿不净。正常人的小便次数应该是白天 3～5 次，夜间 0～1 次，当天气不同、喝水量不同时，表现也会不同，所以很难绝对量化。

有人问尿频尿急怎么回事，有时还伴有尿痛，这往往是泌尿系统感染，女性多见。因为女性尿道短而直，男性尿道长而弯，所以相对而言，女性尿道更容易被细菌感染。假如得了泌尿系统感染，要尽可能彻底除根，如果治不好，留下病根后就会经常发作。成为慢性泌尿系统感染，就更难除根了，只要喝水少，着急上火，劳累一点，就会反复发作。

泌尿系统感染，中医一般使用清热通淋的方法，有导赤散、八正散等方剂，根据不同的情况选择用药，效果还不错。

张仲景有个方子叫瓜蒌瞿麦丸，包括瓜蒌根、茯苓、薯蓣、附子、瞿麦，治疗慢性泌尿系统感染效果较好。附子是大辛大热大毒之药，所以要在专业医生指导下才可以服用。

两招缓解漏尿

有人憋不住尿，笑得厉害一点，或者咳嗽两声甚至打个喷嚏尿就漏出来了，以中老年女性居多。西医解释，年纪大了尿道括约肌松弛，也有些年轻女性生孩子后尿道括约肌松弛，《黄帝内经》中也提到过这种情况，"膀胱咳状，咳而遗溺"。

有两个办法可以改善此问题。

第一个办法是做两个动作，锻炼尿道括约肌。

第一个动作是提肛，对尿道括约肌很有好处，对痔疮缓解也有好处。每次上提30下，每天至少3次，半个月为一个疗程，没有任何禁忌证。

第二个动作是双腿交叉下蹲，一会儿左腿在前，一会儿右腿在前，对改善尿频也有一定益处。每天3次，每次下蹲10次，半个月为一个疗程，同样是没有什么禁忌证。不过临床上好多老太太膝盖不好，蹲不下去。

第二个办法是服用中成药缩泉丸。

这名字起得很有意思，遗尿叫泉水，在临床上用于小儿遗尿、前列腺炎、前列腺肥大、尿崩症、尿道综合征、慢性肾小球肾炎、肾病综合征等肾虚遗尿者。

缩泉丸的三味药中，山药补肾固精，一般用怀山药；益智仁温补肾阳，收敛精气，"咸入肾"，有实验证明，用盐炒过的益智仁补肾效果更好；乌药温肾散寒，所以用于阳虚漏尿最佳。这三味药合在一起，肾虚得补，寒气得散，补肾缩尿。我还经常配合着用覆盆子，它是一种水果，可以补肾固尿。临床上憋不住尿的，只要不是实证，不是湿热证，不是上火的病症，都可以用缩泉丸加覆盆子。我建议用乌药 6 克、益智仁 9 克、山药 15 克、覆盆子 15 克，可以煮水喝或泡茶喝。

注意，假如是湿热型的，或者其他实证，不适用缩泉丸。

中医治疗高血压肾损害

相信大家都知道高血压和心脑血管疾病密切相关，但可能很多人都不知道高血压也可以影响到肾，或者缺少防范意识，往往在不知不觉之中导致高血压肾病，甚至患尿毒症！

中药对高血压肾损害有较好的防治作用，比如丹参、黄芪、灯盏花，还有一些复方中药。为什么会起作用呢？可能是改善了肾脏血液循环，降低了血液黏稠度，抑制了血小板凝集，减少了肾小球和肾小管的缺血，进而减轻了肾功能损害。

除了中药，对不是特别严重的高血压，中医的治疗手段如贴耳豆、按摩及中药泡脚等均有一定的降压效果。

中药降压

高血压要重视，要治疗，我的经验是先试试中药，如果中医降不下来再用西药。有时中医降压效果也很明显，而且一旦降下来效果比较长远。

2017 年，山东威海的一个小伙子来北京找我看病，他不是来看高血压的，因为他感觉不明显，但是他高压160 mmHg、低压110 mmHg。我很严肃地告诉他必须立刻治疗，我给他开了中药，嘱咐他如果效果不理想，立马去高血压门诊开西药。我给他用了中国中医科学院沈绍功先生的经验方：四味降压散。我自己也没有想到，一个月以后他告诉我，血压正常了，而且后来一直没有高过。

顾名思义，四味降压散有四味药：钩藤、莱菔子、川芎、泽泻。钩藤能清肝泻火，平肝熄风；川芎是臣药，透窍上提，升清降浊；泽泻清热渗湿，利尿通淋，高血压患者体质不一样，有人可能湿气大，可以把泽泻量加大一点。最后一个是生莱菔子，药房一般没有生莱菔子，几乎都是炒莱菔子。生莱菔子可以祛痰利湿、引热下行，还有降压作用，而且生莱菔子比炒莱菔子的降压效果好，开胃助消化时用炒莱菔子。整个方子的功效是清热祛痰、平肝降压。

我在临床治疗高血压时经常用沈先生这个方子。中医治疗高血压，特别是原发性高血压，刚开始血压可能波动会大一些，但效果很不错。

四味降压散这个方子还有一些加减法。假如肝火较旺就加清肝的药，如夏枯草，夏枯草在广东是常用的凉茶成分。如果肝阳上亢要平肝，加石决明、磁石、龙骨、天麻。肝气郁结明显的要疏肝，加柴胡、香附、橘核。橘核我用得少，我在临床治疗时用荔枝核多一些，荔枝核还可以降血糖，还能治疗乳腺增生。

对降压有帮助的中药还有槐米或者炒槐花，槐树分两种，有一种槐树的槐花是基本不吃的，叫国槐，常吃的一般是洋槐，而入药的是国槐。

降压保肾的泡脚配方

夏枯草 30 克、牛膝 20 克、生莱菔子 15 克、川芎 12 克、钩藤 12 克、决明子 12 克、槐花 10 克、葛根 20 克、牛蒡子 20 克，用纱布包裹全部药物，浸泡到热水中。

等温度适宜后，泡脚 30 ~ 40 分钟，水要超过脚踝 25 厘米。

早晚各一次。7 天为一个疗程，坚持三个疗程，每个疗程可以间隔两三天。这个泡脚的小方子没有禁忌证，高血压患者可以试试。

血糖高的朋友一定要知道

血糖高的人要忌口，要想办法把血糖控制住。只用纯中药治疗效果就挺满意的情况很常见，当然，患者要配合忌口、运动。假如纯中药降血糖效果不明显，还是要配合西药，不管是中医还是西医，都建议糖尿病患者一定要管住嘴、迈开腿，学会控制热量，尽量少吃含糖量高、热量高的食物，比如土豆、肥肉、甘蔗、油炸食物、甜食等，这是糖尿病治疗的基础。

血糖高的人很多都有裂纹舌，舌苔少，属于阴虚证。推荐沙参麦冬汤，方歌是"沙参麦冬扁豆桑，甘草玉粉合成方"，阴虚严重者可以加上黄精、炙龟板。

糖尿病肾病

有一个 60 岁出头的女性给我的印象很深，她双目失明，有尿毒症，每周要透析三次。她之前患有糖尿病，但她认为患糖尿病太常见了，周围糖友多得很，加上医生都说了不能治愈，她就没有重视，既没有按时用药，也没有适当运动、管住嘴。其实她的病程不是特别长，只是她没想到的是，糖尿病可以引发尿毒症。

糖尿病肾病尽管不好治，但对证后中医药疗法还是很见效的。曾经有个 72 岁的老太太，得糖尿病 17 年了，来看中医的时候水肿很明显，血肌酐数值 248 μmol/L，糖化血红蛋白 7.5%，经过中医补气利湿、活血通络，不到半年，肌酐数值就降低到了 135 μmol/L，糖化血红蛋白也降低到了 6.5%，糖尿病和肾病都得到了明显改善。当然，患者同时还用了西医疗法，可是，在没有中医治疗以前，她的病情是不断发展的。

对于保护肾脏、改善肾功能而言，已经证明不少中药是有确切效果的，举几个例子。

补药里，黄芪能够扩张肾血管，减少蛋白尿，保护肾功能，延缓肾衰竭。糖尿病肾病者气虚和阳虚多见，到后期瘀血多见。黄芪可以降低尿蛋白，改善肾功能。红景天可以降低血尿素氮、尿酸指标，改善糖尿病肾病气虚血瘀的症状。

补虚药里的冬虫夏草、绞股蓝等对肾脏都是有益处的。

泻药里最著名的大黄，可以降低肾小球的高滤过率，减少蛋白尿，降低血脂，改善肾功能。另外，牛蒡子泻劲儿不是太大，对改善肾功能也是有明显效果的。活血化瘀药里，灯盏花可以降低蛋白尿，

124

改善肾功能，降低血液黏滞度。类似作用的活血药还有水蛭、三七、川芎、葛根等。

经过考证，某些中药能有效降低血糖，比如清火药里的黄连就有降低血糖的作用，能清热燥湿，所以对湿热困脾型糖尿病比较好。除了清火药，其他如山茱萸、鬼箭羽、桑叶、玉竹、栀子等也有一定的降血糖作用。

以上只是举例，临床要根据患者情况，辨证用药，用对的话，血糖和肾功能指标（如肌酐）都有可能得到改善。

除了内服中药，中药灌肠对于降低糖尿病肾病 24 小时尿蛋白定量、尿素氮、肌酐方面均证实有效。

中药穴位贴敷对糖尿病肾病也有一定效果。经武汉市一家医院观察，早期糖尿病肾病在降压、降糖、降脂的同时，观察组用中药贴敷肾俞穴，联合红外线烤灯照射，结果总有效率为 70%，对照组则为42.5%，观察组尿白蛋白排泄率、尿微量白蛋白明显低于对照组。

传统功法八段锦也可以降低糖尿病患者的血糖值，而且对血脂也有一定的改善作用。

如果以上所有的办法一起用，效果应该更好。

第九章　重要而脆弱的肺

中医认为肺位最高，为五脏六腑之华盖。

肺主气，司呼吸，通过口鼻跟外界相通，负责进行体内外的气体交换，吸入清气，呼出浊气，功能正常才能呼吸通畅，身体健康。

除了呼吸，肺还主一身之气，意思是肺对全身气的运动有主帅作用。肺从脾胃吸收水谷精气后，和吸入的清气结合，通过肺气的宣发作用布散全身来维持各组织器官的生理活动，所以《黄帝内经》中说"诸气者皆属于肺"。

"肺主皮毛"，皮毛是肺的地盘，肺气能暖肌肤，润泽皮毛，调节汗孔开合。如果肺气虚弱，不能很好地宣散卫气，输津于皮毛，可出现皮毛憔悴、多汗、易感冒等。正是由于肺主皮毛，中医治疗皮肤疾病可从肺调理，比如荨麻疹、过敏性紫癜、皮肤瘙痒等。

肺在水液代谢过程中也起着一定调节作用，中医称为"通调水道"。由于肺气的宣散，使水液布散全身，特别是到皮肤，从汗孔排泄，也就是出汗；通过肺气的肃降，使水液下输到肾转化为尿经膀胱排出，就是小便。如果肺失通调，可导致水液潴留体内，发生水肿、尿少等症状。有的患者小便不畅，经中医辨证，跟肺的功能失调有关，就可通过宣发或者升提肺气的方法达到通畅小便的作用，这种治法叫"提壶揭盖"法。"提壶揭盖"是个比喻：在有盖子的水壶里，如果剩最后一点水倒不净，不妨把壶盖揭开再倒，就能倒干净了。另外一个意思是肺在人体的上部，有"华盖"之说，从肺调理也可以称为揭盖。

清代名医张志聪就治疗过水肿而小便不通的患者。在此之前，患者已经看过不少医生，大多使用八正散等利小便的方药，越治小便越不通，水肿越来越重。张志聪以防风、紫苏叶、杏仁各药等量为剂，水煎后温服，使患者出汗，小便即通，水肿全消。防风、紫苏叶、杏仁是宣通肺气的药，肺气宣畅，水道通调，小便自然顺畅，水肿也就消了。

鼻为肺之窍，鼻的嗅觉和通气功能依靠肺气的作用。正常情况下，肺气通利，则鼻道通畅，嗅觉正常。正因为鼻内连于肺，所以鼻成为邪气侵犯肺脏的道路，因而外邪袭肺，多自口鼻而入。肺的病变，也多见鼻的症状，如鼻塞、流涕、嗅觉减退等。

自然界的寒热燥湿之邪气最容易侵犯肺，叶天士在《温热论》中说"温邪上受，首先犯肺"。其实不仅是温邪，肺叶娇嫩，冷热都容易伤害它，所以有句话叫"肺为娇脏，不耐寒热"。

怎么才能少感冒、不感冒？

《黄帝内经》中说"正气存内，邪不可干""邪之所凑，其气必虚"。正邪两气在身体里斗争，当正气充足，阴阳处于平衡状态时，即使遇见大风大雨等异常的气候变化，也不易得病。而正气虚弱时，邪气乘虚而入，就会得病。外受风、寒、暑、湿、燥、火，内受喜、怒、忧、思、悲、恐、惊，阴阳平衡的状态被打破，就有了疾病发生的条件。

中医治疗外感风寒，一般分为三步：

第一步，服用辛温之品发散风寒；

第二步，服用热稀粥或热开水，既助药力也养胃气，微微出汗，使邪气消散；

第三步，出汗后衣服湿透，换干爽衣服，注意饮食，不吃生冷、不易消化的食物，否则容易复感，就是重新感冒。

针对容易感冒，有个扶正固表的名方，叫玉屏风散，意思是像玉石做的屏风一样保护身体，包括黄芪、防风、白术这三味药。服用时将这三味药碾碎成粗末，然后加生姜三片，水煎服。此方有益气、固表、止汗的功能，能治表虚自汗及体虚易感风寒者。

黄芪、白术都属于补气药，正气虚弱，人自然容易外受风寒。黄芪能直接补气；白术既能补气，还能健脾，脾为气血生化之源，健脾有助于气血充足。再加防风，祛风解表，"风为百病之长"，防风正如其名，把外界邪气贼风防住。这个方子很到位，既能直接补气，又能健脾益气，还能防邪气。方子只适合"虚人"。虚人有什么表现呢？体质虚弱，气血不足，具体症状是气色不好（要么面色苍白，要么面色发黄）、乏力、畏风，平常穿得比别人多，稍微活动就出汗，经常感冒，舌头伸出来大多颜色比较淡，脉细弱。

玉屏风散有中成药（中成药也要在医生的指导下用），很方便，效果也不错，但有些经常感冒的人吃一段时间不管用，那是因为他们根本就不是气虚、表虚的人，不对证当然没效果，所以不是所有容易感冒的人都适合用玉屏风散。

不感冒、少感冒的关键是避风雨寒暑。《黄帝内经》中说"百病之始生也，皆生于风雨寒暑""虚邪贼风，避之有时"。虚邪贼风是指一切不正常的气候变化和有害于人体的外界致病因素。平常要根据四季寒暑的情况，适当地增减衣服和被褥，坐卧不当风，出汗后别对着风扇吹，淋雨出汗赶紧擦干换衣服，保证肺脏不被寒热燥湿等外邪侵害。

一剂麻黄汤解决外感发热

麻黄汤是治疗外感的经典名方，出自《伤寒论》，原文是："太阳病，头痛，发热，身疼，腰痛，骨节疼痛，恶风，无汗而喘者，麻黄汤主之。"麻黄汤治疗外感发热效果非常好，而且见效很快。有人把头痛、发烧、身痛、腰痛、骨节痛、恶风、无汗、喘这八个症叫麻黄八症，但我认为有点牵强，因为一般情况下不可能有这么多地方疼，即使有也可以把疼只列为一个症状。

风寒外邪侵犯身体，卫阳被遏，毛孔闭塞，肺气不能宣发，气血不通，所以恶寒、发热、无汗、头身痛。治疗外感风寒的发热，要抓住三个要点——"冷""痛""汗"。

首先是无汗，无汗是最重要的。如果是孩子，用手摸一下前胸后背，往往是干干的，一点汗没有（吃过西药退烧药后的出汗不算，即使吃西药，过一会儿还会干干的没有汗）。其次是怕冷，有时候加衣服加被子感觉还是冷，中医叫恶寒。最后是身体疼痛，或者关节疼，或者肌肉疼，或者头痛。"无汗""怕冷""体痛"俱备，就可以用麻黄汤类方发汗散寒解表。

麻黄汤的方子是麻黄、桂枝、杏仁、甘草。麻黄能宣肺平喘，发汗开腠，祛在表之风寒，开闭郁之肺气，为君药。桂枝为臣药，解肌发表，温通经脉，助麻黄解表，又畅行营阴，使疼痛之症得解。杏仁降利肺气，与麻黄一升一降，恢复肺的气机。甘草能缓和麻、桂的峻烈，使汗出不致过猛而耗伤正气。四药配伍，表寒得散，营卫得通，肺气得宣，则诸症可愈。

曾有一个9岁小女孩，鼻塞、轻微咳嗽10多天后，早上起来感觉发热，体温38.5℃，家长给她吃连花清瘟和小柴胡颗粒后，直到中午还没退烧。孩子当时太阳穴疼，咽痛，有痰不好咳出来，恶寒，无汗，苔薄白，因为是熟人的孩子，远程诊病，未诊脉。辨证属于风寒束表，冷、痛、汗，要点全有，开了麻黄汤，因为有咳嗽，咽部不适，痰少不易咳出，所以加上桔梗、白前、浙贝母、青果等化痰止咳药，共开4服。

煎了一服药，喝一半后微微汗出，再量体温已降到37℃左右。第二天早晨续服另外半服，药后又有微汗出，体温正常，太阳穴痛、嗓子痛的情况减轻。1服药喝完烧退，剩余3服药就没再喝。

麻黄这样的药，平时用到的时候不多，但是，当伤寒瘟疫大规模来临的时候，非它不可，这就是"养兵千日，用兵一时"！《伤寒论》里总共有113个方子，用到麻黄的有14个。《金匮要略》里有205个方子，含麻黄的方剂有22个，超过总方的十分之一。

麻黄分为生麻黄和炙麻黄，对于发热怕冷无汗的，需发挥麻黄发汗散寒的作用时，生麻黄和炙麻黄都可以，但生麻黄效果更好。这时，最好先煎，煎药的时间相对也要长一些。当主要发挥其宣肺平喘的作用时，一般使用炙麻黄。至于麻黄用量的大小，具体还要根据年龄、体质、寒邪的轻重等来定。麻黄毕竟属于"虎狼之药"，不要自己随便用，要让有经验的大夫来决定是不是可以用、怎么用。

广州的国医大师邓铁涛教授说："不会治疗外感发烧就不是一个合格的中医大夫。"外感发热如果不及时退热，可能引发一系列问题。治疗外感发热是中医的优势所在，只要掌握好方法，退热往往特别快。

中医最大的优势病种是外感病

在我看来，在内科病里面，中医最大的优势病种就是外感病。外感病最常见的证型有四种。

第一种证型——外感风寒，代表方证是麻黄汤证。

之前提过，我认为外感风寒的表现提纲挈领，抓住三个字——冷、痛、汗，汗是没有汗。我曾经治过一个伤寒患者，这个男孩在夏季高考前，吹空调造成伤寒，无汗发热，他的痛是屁股痛。

有位老中医治疗风寒感冒从来不用麻黄，用其他辛温解表方，比如荆防败毒散、九味羌活汤。但是，他的经验是两剂合在一起熬出来后顿服，同样可以达到疏风散寒、解表发汗的目的。

第二种证型——外感风热，和外感风寒是相反的。

外感风热的表现和风寒正好相反，恶风恶寒不明显，可能有一点汗，即使没有汗身上也不会那么干，身上也不疼，嗓子有可能疼。

"伤寒重脉，温病重舌"，外感风热证的舌象有个规律，就是舌尖明显红，舌尖主上焦，肺主气属卫，肺卫相关，这是风热犯表的表现。

外感风热尽管有辛凉三方——桑菊饮、银翘散、白虎汤，最常用到的还是银翘散。"银翘散主上焦疴，竹叶荆牛豉薄荷，甘橘芦根凉解法，辛凉平剂用时多。"薄荷有几大作用：第一疏散风热，用于风热感冒；第二利咽，对嗓子有好处，急慢性咽炎都可以用；第三透疹，比如荨麻疹、各种皮肤过敏；另外可以疏肝理气，很多人不知道肝郁的人可以用薄荷，逍遥散里面就有薄荷。

薄荷后下一般都有共识，因为含有挥发油。其实荆芥里面的薄荷油成分比薄荷本身还要高，所以荆芥和薄荷一起后下，解表祛风清热效果更快、更好。我的体会是最后 5 分钟时，把荆芥和薄荷放下去。

有人可能会说荆芥是偏温性的，怎么用于风热呢？北京中医药大学著名的方剂学教授王绵之先生有句话很有道理，叫"舍其性取其用"，有些不是大寒大热的药，它的寒热属性不是最重要的，要取其用。这时取它的什么作用？解表发汗。

第三种证型——湿热证。

湿热最重要的是看舌苔，舌苔往往厚腻，可以白可以黄，黄的话湿热更重。我常用小柴胡汤加达原饮，达原饮用到草果和知母，草果一定不能少，草果用于太阴寒，知母用于阳明热。跟其他用于治疗湿热的方剂如藿朴夏苓汤或三仁汤相比，小柴胡汤加达原饮效果明显要好很多。小柴胡汤本身用于半表半里证，解热的效果比较好，再加上达原饮用于湿浊，可以避秽，不仅可以治外感病，也能治内伤发烧。

第四种证型——外感内湿证，和湿热证有点接近，但还不完全一样，外感的症状比湿热证要明显。

外感内湿又分为两类。

一类叫外寒内湿，最常见的是藿香正气散证，"藿香正气大腹苏，甘橘陈苓术朴俱，夏曲白芷加姜枣，外寒内湿均能除"。藿香正气散是用于外寒内湿最常用的方剂。

另一类是外热内湿。举个病例，有一年夏天，一个26岁的小伙子烧了9天，舌苔黄厚腻。不少中西医专家都看过了，但始终不退烧。这个患者以前用的方子都是以三仁汤为主的，说明以前的专家认定是湿证，判断没错，但就是不见效。我认为有两点可能以前的大夫没有注意到。

第一，中医讲问诊，"九问旧病十问因"，要找原因。小伙子说吹着风扇睡了一夜，所以有外风的侵袭。中医有句话是"有一分恶寒便有一分表证"，但有时没有恶风恶寒也有可能是表证。根据病因，尽管眼下表证不明显，但是邪从哪里来，还得从哪里去，一定要解表祛风。

第二，舌尖特别红，所以仅祛湿不行，还要加上什么呢？清代医学家叶天士说："或透风于热外，或渗湿于热下，不与热相搏，势必孤矣。""或"有时是"和"的意思，风热就要祛风，湿热就要渗湿，但有时既有风热还有湿热，所以既要透风于热外，还要渗湿于热下。

于是，我在他以前的方子里加了两味药：荆芥、薄荷各 12 克。量稍微大了一点，不过荆芥、薄荷都是食品，非常安全。结果小伙子第二天下午 3 点钟开始退烧。

说到湿证，除了舌苔厚，还会舌体胖大、齿痕多，有的中医给它起个名字叫裙边舌，像女士穿的裙子边儿一样。湿证的脉象也很有意思，可以是滑脉也可以是细脉，可以是沉脉也可以是伏脉。如果舌苔很明显，甚至可以不用号脉。比如细脉，很多人以为是气血亏，但实际上翻看中医诊断学教材，发现细脉主虚主湿！李时珍在《濒湖脉学》中也说过"细脉萦萦血气衰，诸虚劳损七情乖；若非湿气侵腰肾，即是伤精汗泄来"，说细脉既可以是虚证，也可因湿盛。乏力也很常见，乏力在中医里叫身重，身上沉重，这在中医书里面有很多记载，张景岳也曾经说过"身重多属于湿"。

缓解感冒小茶饮

1. 葱白饮
原料：大葱白 100 克，最好用带须的。
制作：切碎煎汤，趁热喝。也可以煮粥喝。
功效：散寒解表。用于风寒感冒，表现为受凉后身体及头部疼痛，同时流鼻涕、咳嗽痰多等。

2. 姜糖苏叶饮
原料：生姜 5 片，紫苏叶 2 片，红糖适量。

制作：生姜切成细丝，紫苏叶撕成小片，跟红糖一起煎汤，趁热饮。也可以放入茶壶，开水泡茶喝。

功效：散寒解表，和胃止呕。用于风寒感冒，表现为受凉后出现鼻塞、流清涕，兼有胸闷、呕吐等症状。

3.凉茶

原料：桑叶、菊花、薄荷各 5 克，苦竹叶、白茅根各 30 克。

制作：一起放入茶壶，开水泡茶喝。

功效：疏风散热，清热生津。用于风热或秋燥导致的感冒发热。

4.香薷荷茶

原料：香薷 5 克，荷叶 3 克，绿茶 3 克，白糖 10 克。

制作：用 250 毫升开水冲泡后饮用，冲饮至味淡。

功效：化湿消暑。用于夏天感冒，表现为全身发沉、烦闷。

干咳不一定是阴虚

临床上有几大类咳嗽。感冒时咳嗽的叫外感咳嗽；平时咳嗽，有阴虚咳嗽、燥邪咳嗽、湿热咳嗽等。

也有矛盾的时候，假如舌苔厚腻或黄厚而腻，但是干咳，怎么办？反过来还有一种可能，有痰，但是舌红无苔或者是裂纹舌，又该怎么办？

这两种情况都是临床上时不时能见到的，这就考验辨证水平了。

比如，有很多人干咳，是真的没有痰吗？有的干咳患者，我会看他以前用过的方子，都是一些养阴药，比如沙参、麦冬等，临床效果并不好，再看他的舌苔厚腻就明白为什么了。舌苔厚腻，从中医来讲是体内有痰湿；从现代医学解剖学来讲，不是没有痰，而是分泌了很多痰，但排不出来。这时不妨大胆用柴芩温胆汤、二陈汤之类的方剂。舌苔黄的话，还可以用大剂量的黄芩，或者陈皮、半夏、紫菀、前胡、白前都可以。

从医多年我发现，有很多病的症状和舌脉表现是相反的，阴虚的人不一定没有痰，痰湿的人也可能是干咳，遇到这种情况，千万不要简单地跟着主诉、症状开方，不然症状可能会越来越重。

治疗咳嗽的常用药

中医治疗咳嗽的方子有很多。桑杏汤、杏苏散可治疗燥邪导致的咳嗽，百合固金汤可治疗阴虚导致的干咳，清燥救肺汤可治疗燥邪或者阴虚的咳嗽，二陈汤、温胆汤可治疗痰湿咳嗽，等等。

但是不管用什么，先记住止嗽散这个方子，它包含治疗咳嗽的常用药：桔梗、荆芥、紫菀、百部、白前、甘草、陈皮。假如没有痰或者痰少，紫菀要少用。便秘的话，百部的量要加大，因为百部除了止咳，还能通便。

再讲几个治咳嗽的药。

第一个，远志。远志安神，可治疗失眠、抑郁。有人精神不振，一天到晚不爱说话，远志配代代花，治疗抑郁不爱说话很管用。当然最重要的，远志可以治疗咳嗽。

第二个，鱼腥草。西南一带的人叫它折耳根，它是一种食材，可做菜，比如人们常吃的凉拌折耳根。鱼腥草可以治疗肺有炎症一类的咳嗽病症，舌苔黄的话，加黄芩 15 ~ 30 克。

第三个，仙鹤草。它能治疗久咳不愈之症。

当然针灸治疗咳嗽也是一种选择。对于肝火旺的咳嗽，只取肺经的穴位或者肺俞穴，可能效果不理想，此时要加肝经穴位，如太冲一类泻肝火的穴位。

治喘莫忘肾，肾强喘自息

在中医学里，肺和肾不仅仅是单纯的脏器，更是系统。说到呼吸，中医理论认为："肺为气之主，肾为气之根。肺主出气，肾主纳气。"所以呼吸是由肺和肾双重管理的。

为何中医说反复咳喘既要"顾上"也要"治下"呢？顾上说的是肺，眼光肯定要盯在肺上。治下呢，说的是肾，反复咳喘不能只把眼光盯在肺上，还要注意肾的问题。

咳喘在中医里分类方法不一样，有的分外感和内伤，有的分初期、后期，有的分实证和虚证。外感就是外邪引起的，内伤就是脏腑本身问题导致的。咳喘一开始，身体往往不虚或者不明显，但是久病多虚，时间久了，往往以虚为主。

清代名医程国彭在《医学心悟》中提到过"外感之喘，多出于肺；内伤之喘，未有不由于肾者"，所以说，受风、受凉、中暑等引起的咳喘是肺的责任。而多年的老病号，身体素质差，逐渐出现咳喘，一般是肾虚的问题。如果是完完全全的实证，没有一点虚证的表现，一般和肾扯不上关系。但假如虚的表现明显，可以叫虚喘，则基本上是肾出了问题。

肾虚咳喘有什么表现？

首先是局部的表现，就是呼吸系统的症状：咳、喘、声音低怯、咽干口燥。轻的话，呼吸短促，吸气相对较短，无痰或者痰少；重的话，动则气喘，甚至张口抬肩都喘得不能说话。我看过一个老爷子，他是坐着轮椅来的，问诊的时候特别费劲，他说半句都要停一阵子才能继续说。其他方面的表现是：呼多吸少，伴有全身的肾虚表现，如腰膝酸软、自汗神疲、冷汗淋漓、肢冷面青。

清朝著名医家叶天士说："出气不爽为肺病，入气有音为肾病。"呼吸的时候，假如呼气不痛快，一般是单纯的肺问题。吸气时费劲，还有声音，类似于西医说的哮鸣音，往往是肾虚。

肾虚咳喘怎么治疗？

1. 偏于治肾

针对由肾虚引起的慢性咳喘，首先可以考虑金水六君煎。金代表肺，水代表肾，金水六君煎的意思是肺和肾一起调理、一起治疗。六君煎，顾名思义由六种药组成，是理气化痰的二陈汤加上滋阴补肾的当归、熟地黄，主要治疗肺肾虚寒而水泛为痰的咳嗽，主要症状是长期咳嗽，咳嗽声音低沉，痰黏不易咳出，或者泡沫痰量多，常伴腰酸肢冷，夜尿频，或一咳嗽就遗尿。

曾经治疗过一个60多岁的女性患者，平时怕冷腰酸，憋不住尿，一般不咳嗽，可假如突然咳嗽，一个多月都治不好。以前都按风寒、风热单纯治肺，效果不佳。一到夜里和晨起就咳嗽得厉害，痰多还稀，一咳嗽就憋不住尿，夜尿两三次。我给她用了金水六君煎，补肾和止咳化痰一起上，3服药以后，夜里不咳嗽了，只有白天偶尔咳几声，夜尿没有了，也能憋住尿了。后来又让她吃了6服药，为的是巩固效果。

根据中医"肾主纳气"的理论，很多老中医在治疗慢性哮喘方面，不仅用止咳化痰的药物，还喜欢用补骨脂、五味子、芡实、紫河车、肉桂、蛤蚧之类的补肾药。所以，治喘，既要顾上治肺，又要顾下治肾。

这些补肾药里需要注意的是，蛤蚧含有较多类性腺激素，儿童要慎用。有的儿童在用蛤蚧定喘丸之类的成药时，哮喘明显缓解，但生长发育加快。

千万不要以为肾虚咳喘一定是抽烟几十年的人才会得，儿童咳喘也可以和肾虚有关。咳喘不分男女老少，如儿童过敏性哮喘，也叫咳嗽变异性哮喘，发病率就很高，也要格外注意。

2. 偏于治肺

常见的有以下两种情况。

肺热肾虚型，可以用银翘麻杏汤加女贞子、淫羊藿。肺热的表现为：痰一般黏稠色黄，舌质红，舌苔黄。同时又有肾虚的表现，如腰膝酸软、乏力倦怠、遗尿怕冷。

肺寒肾虚型，可以用麻杏二陈汤加女贞子、淫羊藿。肺寒的表现和肺热正好相反，痰稀色白，或者泡沫痰，舌质不红，舌苔白。

肾虚咳喘，在中医上，不管是肺热还是肺寒，都可以用女贞子、淫羊藿来益肾纳气，提高正气，加强免疫调节。

慢性咽炎的代茶饮

前面说的"顾上"主要指的是肺，但整个呼吸系统都叫"顾上"，比如嗓子也很重要。慢性咽炎是临床很常见的问题，像教师、歌手等职业的人更加多见。有人回顾总结了近二十年慢性咽炎的文献，发现慢性咽炎的主要证型之一就是肺肾阴虚型。

有慢性咽炎的人，很喜欢在嗓子不舒服的时候清清火，但是，清火之前一定先弄清虚实。如果属于虚火，那么，只清火的效果肯定不会太理想。

有研究表明，用知柏地黄丸和清火的蒲地蓝胶囊做对比，两周为一个疗程，结果知柏地黄丸总有效率为96.67%，蒲地蓝差一些，为90%。这说明肺肾阴虚的慢性咽炎，不能一味清火，还要养阴补肾。

中医说的梅核气应包括部分慢性咽炎。梅核气，是咽喉里像有块东西堵着，吐不出来，也吞不下去。此病多数与情志变化有关。《金匮要略》中载半夏厚朴汤治疗梅核气，疗效确切，但情绪调养和药物治疗一样重要。

介绍两个慢性咽炎的代茶饮。

一个叫青麦桔梗茶。这里的"青"是青果，也叫橄榄，说到橄榄有一个小故事。清朝名医叶天士，医术高明，有个穷人来找他看病，说自己是穷病（意思是缺钱），问有没有办法治。叶天士让他回去种橄榄，种好以后，叶天士开方的时候，碰到适合的疾病就用这个穷人的橄榄叶做药引子，很快橄榄就都卖出去了。青果最好用新鲜的，10克，再加麦冬10克、桔梗10克、生甘草5克，水煎，代茶饮用，十天一个疗程。如果体内湿气较大，舌苔厚，齿痕多，去掉麦冬即可。

青麦桔梗茶里蕴含了张仲景的一个方子，叫桔梗汤。桔梗加生甘草，用于治疗嗓子哑、嗓子疼、嗓子痒等症状，其实就是慢性咽炎。中医用甘草，大部分都是炙甘草，但在治疗热性病或者说爱上火时要用生甘草。用桔梗10克、生甘草5克，泡水、煮水喝都可以。

另外一个代茶饮是张锡纯的经验方。

张锡纯，河北人，生活在清末民初。他看的医书很多，并且擅长总结医家经验，学习得深入透彻，同时又注重临床实践，创立了许多非常著名的方子。另外，他对于一些新技术包括当时的西医理论接受度很高，治疗过程中也会用一些西药来配合中药治疗，弥补中药的一些不足，代表作是《医学衷中参西录》，这个代茶饮方就出自这本书。

用桑叶6克、薄荷6克、滑石30克、生甘草6克、蝉蜕6克、胖大海3枚、麦冬15克，开水浸泡，代茶随时饮用。

苍耳子散

中医没有鼻炎这个病名，中医叫鼻渊，渊是形容鼻涕源源不断。鼻炎最常见的症状是打喷嚏、流鼻涕，有时还可能伴有头痛、鼻塞等。

中医里有一个治疗鼻炎的名方，叫苍耳子散，有四味药：苍耳子、辛夷、白芷、薄荷。功效是散风邪、通鼻窍，能治疗慢性鼻炎、过敏性鼻炎、鼻窦炎，特别适用于见风就容易打喷嚏、流鼻涕、鼻塞不通的患者。

苍耳子有小毒，但量不太大没关系，3克到6克很安全。

辛夷特别要注意，需要在煎药时候拿布包上，否则它上面的毛刺儿会浮在药汤上面，容易刺激嗓子，很难受。有时医生开方忘记写包煎，患者喝完以后胃可能会不舒服，甚至腹泻。

白芷、辛夷偏温性，但是薄荷偏凉性，所以风寒、风热都可以用。风热，可以把薄荷的量加大，把白芷的量减小。如果是风寒，可以把白芷的量加大，把薄荷的量减小。

说得夸张一点，辛夷是特效药，通鼻窍效果来得很快，苍耳子、白芷也能通鼻窍。整个方子偏于温热，所以加了薄荷，起到一点制约作用，同时又宣散壅遏之热邪。

苍耳子散的原方是用葱、茶调服，现在倒没必要。用葱有什么好处？葱也有通窍的作用，通的就是鼻窍，我老家话叫"葱辣鼻子，蒜辣心"。

苍耳子散的好处在于方子小，中医有句话叫"药专效宏"，药比较专一，效果来得就快。有时方子太大，方向分散，效果反而来得慢。但有时也没办法，假如患者症状多，病情特别复杂，有时方子也要大一点。

辛夷散

辛夷散也是一个治疗鼻炎的古方。以苍耳子为主药的叫苍耳子散，以辛夷为主药的叫辛夷散，二者都记载在宋代严用和的《严氏济生方》里。

辛夷散的组成是辛夷仁、细辛、藁本、升麻、川芎、木通、防风、羌活、炙甘草、白芷，治疗过敏性鼻炎、急慢性鼻窦炎都可以，我认为它不如苍耳子散"药专效宏"，毕竟苍耳子散药物简单。

曾经有一个大夫在《四川中医》上发表过文章，讲他是怎么外用辛夷散治疗鼻窦炎的。他这个辛夷散和前面讲的辛夷散不一样，就四味药，辛夷15克、白芷10克、苍耳子10克、桂枝5克，他这方子和苍耳子散有点接近，只不过没用薄荷用了桂枝，其实还是苍耳子散的底方，只不过起了个名字也叫辛夷散。他把这四味药烘干，研末过筛，装到瓶子里备用。吃过晚饭，取出散剂1克，用小块的纱布包成两个药球，然后用棉线扎紧，留一个小线头。哪个鼻孔症状严重些，就先塞到哪个鼻孔里。1小时以后，用线头拉出药球，再把另一个药球塞到另外那个鼻孔里，也是塞1小时。

他观察了一些病例，一般五天左右就能好转，十天为一个疗程。轻症患者两个疗程就痊愈了，重的也能明显减轻症状。

苍耳子散、辛夷散都可以用这种方式，对耳窍、鼻窍都大有好处。

临床上有时过分看重辨证，开方只想到辨证，反而会把辨病或者针对症状效果来得快的药忘了，比如风寒感冒用九味羌活汤，或者素来体虚又得了风寒感冒的患者用人参败毒散，如果主要是鼻子的表现，忘了加上辛夷、苍耳子这些药，效果还是不会太快。

过敏性疾病的基础方

过敏煎是北京协和医院祝谌予老先生自创的，现在这个方子已经在中医界广泛应用。过敏煎共五味药：防风、银柴胡、乌梅、五味子、甘草。它不仅能治鼻炎，还能治很多过敏性疾病，如过敏性紫癜、过敏性哮喘、荨麻疹等。

银柴胡味甘性凉，清热凉血。防风味辛、甘，性温，祛风胜湿。乌梅味酸，性平，既能收敛还能生津。五味子，五味是酸、苦、甘、辛、咸，五味俱全，但以酸为主，性温，也能收敛生津。甘草味甘，性平，清热解毒。防风和银柴胡发散，乌梅、五味子收敛，方子既养阴又解表，能"解表和里"。

过敏煎中每一味药在药理实验中都有抗过敏作用，所以在治疗过敏性疾病时，可以先把它做个基础方，再辨证，效果很好。比如过敏性荨麻疹，在过敏煎的基础上适当加减。有的人一见凉，立马浑身起鸡皮疙瘩、打喷嚏、流鼻涕，那就加祛风寒的桂枝、麻黄、升麻、荆芥。稍微有点热，有的人过敏就加重，这时可以加辛凉的菊花、蝉蜕、金银花、薄荷。还有，血热的人加牡丹皮、紫草、白茅根。热毒内盛的人，加金银花、连翘、甘草、蒲公英、紫花地丁、板蓝根。

过敏性哮喘、过敏性紫癜、过敏性鼻炎

对于过敏性哮喘，可以在过敏煎的基础上加三子养亲汤：紫苏子、莱菔子、白芥子。还可以再加葶苈子、杏仁，我一般很少用葶苈子，因为葶苈子泻肺力量有点大。我在临床上喜欢用小经方合方，就是两三个小经方合在一起，效果来得快。

中医有个说法叫"黑能胜红"，黑是指炭，红是指血，对于过敏性紫癜，可以加几味炭类药，比如藕节炭、血余炭、荆芥炭，治疗出血性疾病。另外茜草根、墨旱莲、仙鹤草也是治疗过敏性紫癜的常用药。

对于过敏性鼻炎，经常加的药有白芷、石菖蒲、辛夷、菊花、细辛、生地黄、苍耳子、葛根。对冷空气过敏，加桂枝、白芍、生姜，其实就是加桂枝汤，桂枝汤有一定解表散寒和治疗过敏性鼻炎的作用。气虚风寒类的，爱感冒、爱犯过敏性鼻炎的，可以用玉屏风散加桂枝汤。

祝老自创的过敏煎，可以治疗很多过敏性疾病。根据表现部位不一样，加上其他的药、其他的方。

我的导师——北京中医药大学伤寒大家刘渡舟教授——写过一篇文章《古今接轨论》，提倡古今方剂合用，即把古方和现在的方（时方）结合起来，无论是以谁为主，只要有利于临床疗效的提高，就应大力提倡。

食材改善过敏体质

过敏很常见，从我个人的经验来看，过敏分寒热，寒过敏是见风受凉就打喷嚏、流鼻涕、起荨麻疹等，属于阳气不足，要用荆芥、防风、白芷一类的药，也可以吃中成药玉屏风散，平时多注意保暖。热过敏是热一点、穿得厚一点，就过敏，所以要用清火的药如薄荷、金银花、连翘来调理。

有的人过敏表现在鼻子，有人表现在皮肤，在中医看来主要是肺的问题，因为肺开窍于鼻，肺主皮毛。

在这里推荐五个食材。

鱼腥草，也叫折耳根，有点苦，但对清肺热很好，也有一定的抗过敏作用。

荆芥，凉拌荆芥是一道菜，荆芥本来就是祛风解表常用的一味中药，有抗过敏的作用。

乌梅，有一定的抗过敏作用。

陈皮，陈皮可以泡水或煮水喝。

蝉衣，知了蜕下来的壳叫蝉蜕，也叫蝉衣，有一定解热、祛风、抗过敏的作用。

如果过敏非常严重，建议到变态反应科查一下过敏原，以后尽可能避开过敏原，再加上推荐的中医食疗的小方法，也许能改善过敏体质。

有一个孙思邈的小药方，是用大枣配上乌梅，一个甜一个酸，叫干枣丸。过敏体质很多是因为气阴两虚造成的，大枣和乌梅单用也都有一定的抗过敏作用，合在一起效果更好，味道也更好。还可以用乌梅、陈皮、百合泡水或者煮水喝，一定程度上也能改善过敏体质。

中药外洗缓解皮肤问题

天上飞的，地上跑的，水里游的，中医都能入药，很多常见的食材也是中药。比如花椒就是一味中药，用来治疗皮肤瘙痒、湿疹、手脚气癣等，用花椒煮水后外洗。如果只用花椒效果不理想的话，可以加上一味最苦的中药——苦参，二者在一起叫参椒汤，煮水后，千万不要喝，用来外洗。

有一种野菜，有些地方叫作扫帚菜，为什么叫扫帚菜呢？嫩的时候，可以用来包饺子、炒鸡蛋或者凉拌，一旦老了就不能吃了，老了就用来做扫帚。它的种子是中药，叫地肤子，用于皮肤瘙痒。用苦参、黄柏、蛇床子、地肤子水煎外洗，可以治疗各种皮肤瘙痒，包括不明原因的皮肤痒、湿疹、外阴瘙痒、头皮痒等。

桂圆又叫龙眼肉，它的皮也是中药，叫龙眼壳。水煮后，外洗能治皮肤瘙痒、皮肤过敏、湿疹等很多皮肤问题。如果身上很多地方都有皮肤问题，可以多煮些来泡澡，也能祛风止痒，对皮肤病的改善有很大的帮助。

如果湿疹发作得厉害，而且舌头上有很多瘀点，说明体内有瘀血，就要活血，可以用桃红四物汤——桃仁、红花、当归、白芍、川芎、熟地黄。内服加外用，一服药熬三遍，头两遍是喝的，第三遍用于擦洗，哪儿痒得厉害，就擦洗哪里。

第十章　杂病

　　有人怕冷怕得邪乎，一点风都不能见，一点凉都不能受，所有检查都正常，就是恶寒怕冷，这叫什么病？

　　还有人出汗，出得邪乎，中医叫汗证。汗证有很多，比如"偏汗"，身体的右边出汗，左边不出；左边出汗，右边不出；上半身出汗，下半身不出。还有的特殊部位出汗，比如"手汗"，我曾经见过一个小姑娘，两手往下一垂，就像水龙头没关严一样，汗直往下滴答。还有的是"头汗"，《伤寒论》中有句话叫"但头汗出，剂颈而还"，"但"是只是、仅仅的意思，只是头汗出，脖子以下没有汗。还有的人是胸出汗，有的人是背出汗。

　　临床上有些病，很难归到哪个系统、哪个科，但是又很多见，中医就给它起名叫杂病、杂症。

控制好体重很重要

中医有句话，"胖人多痰，瘦人多火"。一般而言，肥胖的朋友多半体内痰湿重，属于痰湿体质。这类人往往身体肥胖，脸上都放油光，也有些人容易咳嗽咳痰。

人一旦体重超标就容易得各种病，超重和肥胖与过早死亡风险紧密相关。2017年哈佛大学在世界著名医学杂志《美国医学会杂志》上发表的文章中提到，中青年体重每增加10斤，中老年时，患糖尿病的风险将增加30%，患高血压的风险将增加14%，患心血管病的风险将增加8%，患与肥胖相关癌症的风险将增加6%，不吸烟者死亡率风险将增加5%。对于女性而言，超重还容易引起月经不调。比如常见的多囊卵巢综合征，不能光依赖药物，自己也要努力配合，减肥以后情况会慢慢改善。

一般来说，肥胖的朋友多半是因为体内的痰湿很重，推荐多吃一些利湿的蔬菜，特别要多吃三种瓜——冬瓜、丝瓜和黄瓜。

推荐一个有助于减肥的食疗方，荷叶、决明子，再加桔梗，这三样都是药食同源的，所以非常安全，可以每样用5～10克煮水或泡水喝。假如舌苔厚、湿气重，加大荷叶的量，假如大便偏干，把决明子的量加大，同时管住嘴、迈开腿。

不推荐用减肥药，有的减肥药是用泻药来减轻体重的，容易丢失大量津液。以西医角度来说，长期腹泻会导致电解质紊乱，容易出问题。另外，长期吃泻药还会导致结肠黑变病、肠息肉、腺瘤甚至肠癌。

另外，《黄帝内经》中说"积之始生，得寒乃生"，还要注意戒掉生冷寒凉。

爱出汗也能提示大问题

多汗在生活中算是一种常见病，大多数人并不在意。

《黄帝内经》中说"阳加于阴谓之汗"，人体津液在阳气气化作用下排出体外就是汗液。出汗太多或者是自汗、盗汗时间过久，会出现疲倦乏力、面色苍白、不思饮食、失眠多梦等症状，原因有二：一是汗为心之液，汗出过多伤津耗神；二是气随津脱，汗出太过容易导致气津两虚。因此，多汗不仅会损害人的身心，还会诱发其他疾病，需要重视。

1. 半身出汗

《黄帝内经》中有句话叫"汗出偏沮，使人偏枯"，意思是有时半身出汗是半身不遂的一个征兆，但是并不绝对，偏汗常见以下几种类型。

营卫不和的偏汗，像轻微感冒一样，脉浮身热汗出。

气血亏虚的偏汗，会有气血亏虚的表现，如语音低微、精神不振、面色苍白无华、舌淡苔薄，还可能有手脚发麻、视物昏花等表现。

寒湿闭阻的偏汗，由寒湿闭阻经络、气血流通不畅导致身体半身出汗，往往手脚屈伸不利，全身发重，甚至转身困难。

2. 腋汗

腋汗一般是肝胆的问题。一种是肝胆湿热，口苦、口黏、口臭，舌苔较厚，心烦易怒。还有一种叫阴虚肝旺的出汗，咽干口燥，多梦，舌红少苔。

3. 心胸出汗

中医又叫心汗，就是心前区胸部出汗，心汗往往是虚证，可能是气虚，也可能是阴虚。气虚一般是心脾气虚，表现为倦怠乏力、语声低微、精神萎靡、纳呆便溏。还有一种心肾阴虚的出汗，表现出阴虚的症状，比如头晕耳鸣、咽干口燥、腰膝酸软、多梦遗精、虚烦失眠。总而言之，心汗往往要么是气虚，要么是阴虚。

4. 头汗

有人吃热的食物，头上就容易出汗，舌苔白，脉滑有力，怕热，口干、口苦，一般为湿热证。

虚证、实证都会有头汗的表现。虚证往往是阳气不足，阳气不足就不能固摄津液，就会头部出汗，常伴有阳虚的表现，如手脚凉、怕冷、怕风、舌体胖大而嫩等。

实证也可以头部出汗，往往是湿热熏蒸。湿热熏蒸逼迫着津液外溢，舌苔往往厚腻，齿痕较多，倦怠乏力，口苦、口臭。

临床上还有虚实夹杂的出汗，有个名方叫当归六黄汤，专门治疗虚实夹杂的出汗。如果不想吃中药，我推荐食疗，30 克浮小麦加 15克桑叶，泡水和煮水喝都可以。

5. 手脚出汗

中医认为脾主四肢、肌肉，所以手脚出汗，中医往往认为是脾胃的问题。中医有本书叫《伤寒明理论》，说手脚出汗叫阳明之证，又分为几种情况，第一种是脾胃气虚，第二种是脾胃阴虚，第三种是脾胃湿热。

脾胃气虚的手脚出汗一定有气虚的表现，如倦怠乏力、懒言、便溏、纳呆、声音低微等。脾胃阴虚的手脚出汗，表现为舌红少苔、咽干、口燥、食欲不振、大便不调。脾胃湿热，往往伴有口黏、口苦、口淡，舌苔比较厚腻，倦怠乏力，肚子胀，大便溏等。

总而言之，手脚出汗一般是脾胃的问题。

6. 哺乳期多汗

有些女性出汗严重，尤其是生完孩子，哺乳期更加明显。哺乳期用药要讲究安全，有个方子出自《妇人大全良方》，叫止汗散，凡是出汗都可以用，药物是浮小麦和牡蛎。浮小麦就是干瘪的麦子，放到水里能漂浮起来，最好炒一炒，炒成黄色；牡蛎要用煅牡蛎，煅的收敛作用更好。

止汗名方牡蛎散

这个方子有四味药：牡蛎、黄芪、麻黄根和浮小麦。无论是全身出汗还是身体某一个部位出汗都可以用。

小麦一定要用浮小麦，浮小麦有敛汗收涩的作用。牡蛎一定是煅牡蛎，这也是有讲究的，想要加强中药的收涩作用，要么炒，要么煅，越熟收涩作用越好。注意是麻黄根，不是麻黄，麻黄是发汗的，麻黄根是止汗的。

牡蛎散的主要作用是敛阴止汗，益气固表。因为有黄芪，所以这个方子适用于以气虚为主的自汗，但在临床上可以灵活使用，气虚不明显的，可以把黄芪去掉，或者量小一点；气虚明显的，把黄芪的量加大。

牡蛎散可以治疗产后、术后、肺结核以及自主神经功能失调的自汗或盗汗，其实不管什么原因，汗证都可以用。

除了牡蛎散，之前提过的玉屏风散也常用来治疗自汗。玉屏风散有中成药，只有三味药：白术、黄芪、防风。之前说过，玉屏风散以补为主，黄芪、白术都是补的，补气健脾，防风补中寓散。牡蛎散以固涩为主，又有黄芪来补气，所以它是补敛并用的。

当以气虚为主的时候，用玉屏风散；当以收敛为主的时候，可以用牡蛎散。

牡蛎散不仅可以用来煎药喝，还可以外用。用牡蛎散穴位贴敷来治疗帕金森病多汗症，这是有论文报道的，一次贴 4 ～ 6 小时，一天贴 2 次，一个月为一疗程。报道称，和盐酸苯海索片对比，牡蛎散的总有效率更好，而且不良反应率也低很多——牡蛎散治疗组的不良反应率是 20%，对照组的是 85%。盐酸苯海索片治疗组的不良反应主要表现为胸闷、心慌、眼花、口干、口苦，甚至可能出现幻觉。

如果外用取穴，以神阙穴为主，人身上这么多穴位，神阙穴是唯一不能扎针的，但是可以在肚脐眼做艾灸，这叫脐灸，在肚脐眼上放药的叫脐疗。

除了糖尿病、帕金森病易出汗，还有甲亢，血液里甲状腺激素太多，就会导致多汗。从中医角度来讲，牡蛎散适合气阴两虚型甲亢的汗证，牡蛎散不仅可以改善体质，还可以降低西药的用量。必要的时候，牡蛎散可以配合生脉饮——人参、麦冬、五味子。对于阴虚的汗证，五味子很对证，而且五味子对降转氨酶改善肝功能是有确定疗效的。

还有人用牡蛎散治疗原发性手汗，就是手出汗，效果也不错。这样的人往往情绪一激动，立马出汗；或者温度升高，容易出汗；另外，体力运动以后也容易出汗。

只要是以出汗为主要表现的，在辨证的基础上都可以加牡蛎散。不管是气虚、阴虚，还是湿热、火热，都可以用煅牡蛎、浮小麦、麻黄根这三味药。

免疫力低下不等于虚证

"免疫力"是现代医学概念，指人体自身的防御能力，是人体识别和消除外来异物（病毒、细菌等）的能力。现代免疫学认为免疫力低下的人免疫系统不能发挥正常的保护作用，容易招致细菌、病毒、真菌等感染，因此免疫力低下最直接的表现就是容易生病。现今"免疫力"这一概念已被民众广泛接受，"增强免疫力"成了许多保健品的标语。人们通俗地认为"免疫力低下"就是中医的虚证，其实不然。

记得有一次我去一家三甲医院会诊，患者年龄接近 80 岁。我去的时候，他高热（39℃左右）持续多天不退，医院给下了病危通知书。患者得的病叫骨髓增生异常综合征，也叫白血病前期。患者床头柜上摆满了冬虫夏草、西洋参等名贵补品，家属解释说，医生说患者免疫力太低了，所以一直在用补品。我发现患者舌头上布满了厚厚的略微发黄的舌苔，体质属于痰湿过盛。既然是痰湿，中医就应该用清化痰湿的办法。就算西医说免疫力低，也不能用中医的补法，这是两个不同的概念。"信者为医"，我首先把道理给患者家属说清楚："你相信我的话，就照我说的去做。"患者家属表示会听话。第一，停用所有的补品。第二，家属马上回家熬薏苡仁粥，让患者每天少量多次地喝。第三，我给患者开了中药方子，是小柴胡汤合达原饮。按照此方案，患者很快退了烧，还能慢慢坐起来、走起来，甚至出院后每天还能跳两场舞。

通过这个例子，我想说的是：现代医学说的免疫力低下与中医说的虚证不能画等号，不能妄用补药。

免疫力低下可能是虚，可能是心火、肝火，可能是瘀血，也可能是湿热……所以，用进补法可以提高免疫力，如实验证明人参能增强网状内皮系统的吞噬功能；清火也可以提高免疫力，如常用的清火药黄连能够增加家兔网状内皮系统的吞噬功能，增强肺泡巨噬细胞功能等；清湿热也可以提高免疫力，如猪苓对网状内皮系统功能有明显增强作用，薏苡仁能够增强体液免疫等；活血也可以提高免疫力，如桃仁对细胞免疫和体液免疫均有较明显的改善和调节作用等。

其实，关键的关键还是要对证，所以中医反复强调"有是证用是药"，"是"就是"这"的意思，这句话的意思是见了这样的证才能用这样的药。

贫血就是血虚吗？

有些患者认为贫血就是血虚，甚至有少部分大夫看见贫血就开四物汤，结果患者吃了没什么效果不说，还可能会越吃贫血越重，这是为什么？

因为，贫血跟血虚不能画等号。

贫血是西医说法，指血液检查里的红细胞数量、血红蛋白浓度比正常值低的一种病理现象。血虚是中医理论，指体内血液亏虚、脏腑失养表现的症候，是辨证里的那个"证"，可以依据血虚来确定治疗方法。

血虚是很多疾病的常见证型之一，可以分为心血虚、肝血虚和心脾血虚，同时还可以伴有气虚、阴虚等。诊断血虚以临床表现为主，一般不考虑血红蛋白的量。除了心脾两虚有部分贫血外，单纯的心血虚或肝血虚很少是贫血。

贫血患者绝大多数会有血虚的表现，而血虚患者不一定会贫血。

心血虚的症状是心慌、健忘、失眠、脉涩，肝血虚的症状是头晕眼花、眼睛干涩、手足发麻、四肢发紧、皮肤干燥、闭经或月经量少，心脾血虚的主要症状是心慌、乏力、月经不调、食欲不振等。贫血的常见症状主要有面色苍白、头晕乏力、心慌气短、食欲不振等，还有怕冷、舌淡、脉虚等阳虚的表现。从中医辨证来看，血虚是阴血亏耗导致的，贫血是阳气不足导致的。

治疗上，治疗血虚常用的四物汤一般不适用于贫血。对贫血患者来说，治疗原则是扶阳益阴、补气生血。假如是急性失血，要益气固脱、补气生血。

贫血和血虚因中西医立足点的不同，在概念上、临床表现上、治疗上既有区别也有联系，不能混淆，需要辨证论治。治贫血一般用八珍汤、人参养荣汤、归脾汤比较多，有些严重贫血的人还得补肾阳，加上右归丸之类的药物。

学来的头痛方

头痛的朋友很多，这里指的是排除器质性疾病的头痛，比如血管性头痛、神经性头痛。头痛发作起来很严重，往往和精神压力大有关系，以女性和年轻人居多。

我老家有一个女性，从十二三岁来例假之后一直到 40 岁，几乎每天头痛，阳光越强烈，疼得越厉害，我将她推荐给中国中医科学院的一位老先生。这位老先生最牛的地方在于他从不出门诊，但他的高超水平被大家一致认可。这个女性找老先生看完病后告诉我，效果非常好，现在几乎感觉不到头痛了，就算太阳最毒的时候，也只有一点点感觉。从中医讲，这叫"十去其九"。

我看老先生治头痛确实很厉害，就给他介绍了好几个患者，然后看他治疗用什么路子。他治疗头痛以桃红四物汤作为基础方，当归、地黄、川芎、赤芍、白芍、桃仁、红花，再加上元胡、牛膝，甚至不用辨证就可以开，这个方子比较安全，每种药都是 10 克。桃红四物汤，桃仁、红花活血化瘀，当归滋阴补肝、养血调经，川芎是治疗偏头痛的一个关键药，李东垣的老师张元素就说过"头痛须用川芎，如不愈，各加引经药"。元胡又叫延胡索，是中医里的广谱止痛药，不管哪里痛，都可以用它。

这个头痛方还有加减法，前额疼加白芷；眼眶疼，加蔓荆子；太阳穴疼，加柴胡；后头痛，加葛根；头顶痛，加吴茱萸，吴茱萸一般用量小，用 5 克，加藁本也可以。还有人说不清哪儿疼，可以把刚才说的辨部位的几个药全加上。对于血管神经性头痛，针灸效果很好，中药效果也很好，而中药加针灸效果会更好。

临床上头痛的患者很多，中医治疗头痛还有不少名方，比如羌活胜湿汤、川芎茶调散等。这是我学到的头痛方，供参考。

泽泻汤治头晕

张仲景的《金匮要略》里有个泽泻汤——泽泻配白术。假如体内湿气盛，可以再加上茯苓、半夏。泽泻汤加味治疗头晕，不管是颈椎病导致的头晕，还是高血压导致的头晕，都可以试试。

我用它治过很多人，效果都很好。曾经有个患者晕得都走不了路，各项检查都做过，但就是查不出原因，他找到我，我给他开的就是泽泻汤，结果一天就见效了。

但是有个问题，泽泻汤是利湿药，半夏、茯苓也能利湿，假如遇到一个头晕得很厉害、舌头上无苔的，怎么办？还敢不敢用泽泻汤？我的经验是照样用，但是要加上一些养阴的药，目的是别利湿太过而伤阴，要考虑患者是阴虚体质。

出现头晕的症状，千万别忘了这个泽泻汤，半夏白术天麻汤也有效，但是泽泻汤效果更好。

解决脱发的焦虑

很多人在梳头时或在枕头上经常发现散落的头发，认为头发会越来越少，所以特别担心苦闷。其实每天脱落几根乃至几十根头发属于正常的生理现象，一般情况下，头发的脱落和新生处于相对平衡状态。一旦脱落多于生长，头发就会逐渐稀少，甚至能看到头皮，对心理影响还是挺大的。

斑秃在生活中很常见，俗称鬼剃头，头上秃了一块甚至多块，一般是圆形。斑秃跟精神压力大相关，最重要的是调整心态，减压放松，大部分能自愈。

常见的脱发，多以脂溢性脱发为主，从额颞区逐渐向头顶脱落，后脑勺部位基本不掉，男性比女性多见。西医认为大部分男性脱发是雄激素性脱发，不可逆，一旦开启就很难停止，只能靠口服非那雄胺和外用米诺地尔酊来防止继续脱发，需终身用药，有一定的副作用。

中医在脱发的治疗上有其自身理论和方法，《黄帝内经》中讲女子"五七，阳明脉衰，面始焦，发始堕"，男子"五八，肾气衰，发堕齿槁"。意思是女性35岁以后，阳明大肠经和胃经的气血就逐渐不足，这两条经都上行于头面发际，一旦阳明经气衰退，面色就开始憔悴，头发开始脱落。头发和胃肠气血充盛相关。男性40岁以后，肾气衰，头发就掉得多了，牙齿也开始枯槁。中医认为头发与肾关系很大。《黄帝内经》中说："肾，其华在发。"意思是肾精充足，头发就浓密有光泽，一旦肾精亏虚，会容易出现脱发、白发。

中医认为，脱发常见的原因可分为虚证和实证。实证多见于血热，且实证的脱发比较好区分，这类人动不动就爱上火，基本没有多少肾虚的表现。虚证，主要是肾虚。门诊脱发患者多以肾虚脱发为主。那么，生活中怎么才能知道自己是肾虚造成的脱发呢？

如果出现腰酸腿软、头晕耳鸣、性能力下降等表现，但在医院检查不出什么问题，还总感觉不舒服时，应该重视起来，可能是肾虚了。因为肾虚是中医的名词，仪器设备是检测不出来的，不妨找中医大夫去诊治调理，如果放任不管，有可能加重肾虚的症状，从而出现脱发的情况。

于是有人说了，既然是肾虚造成的脱发，那吃补肾的药，是不是就可以治疗脱发？有个 40 岁的男性患者，脱发很长时间了，也没少用补肾的办法，不仅效果不明显，后来还动不动就上火，这是为什么呢？因为青年男性的肾虚，往往不是单纯肾虚，有时候还会伴随血热的情况，所以不能单纯补肾，还要看有没有其他表现，综合用药，才能起到治疗脱发的效果。肾虚脱发需要医生开方治疗，不能盲目自行补肾。

另外，看脱发要挂皮肤科，因为毛发属于皮肤范畴。

治疗脱发的中药

曾经有个女性患者，脱发非常严重，但仅仅治疗了一个星期就不再脱发了，她感到非常不可思议，我和我的助手也都很惊喜。再后来她到门诊来看别的问题时，我观察到她的头发一直保养得很好。

这个女患者是做生意的，平时压力比较大，有些肝郁，在补肾的基础上，还给她疏肝，疏肝、补肾一起来，同时还用了引经药，通过引经药让药物的力量达到皮毛。中医认为肺主皮毛，所以要用点宣肺的药物。

有实验研究证明，具有补肾功效的中药对头皮毛囊有一定的促生长作用，比如枸杞子、菟丝子、女贞子，还有补血的当归、熟地黄等。临床研究就更多了，有人用补肾法治疗脱发 120 例，结果痊愈 80 例，显效 35 例，无效 5 例，临床总有效率达 95.9%。

对于头发，中医有几个理论，其中一个是"肾，其华在发"，所以很多人会问白发、脱发是不是由于肾虚，但中医还有一个理论是"发为血之余"。根据这两个理论，头发的毛病往往归结于两类：一类是肾虚或者说是肝肾亏虚，因为肝血、肾精可以相互转化，这叫精血同源，又叫肝肾同源或乙癸同源；另一类是肝血亏虚、血热，中医一般认为少白头是血热的问题。

明代龚廷贤的《寿世保元》有一个方子叫桑麻丸，由桑叶、黑芝麻、蜂蜜组成，蜂蜜是黏合剂，当然也有一定的补益作用。桑麻丸的功效是补益肝肾、养血明目，用于治疗脱发效果很好，其实肝肾不足或者肝肾阴虚导致的其他问题都可以用桑麻丸。其中桑叶可以清肺平肝，是清热的，黑芝麻是补益、养阴的，能润，所以叫清润相合。黑芝麻和白芝麻有什么区别呢？李时珍的《本草纲目》中说过，如果想榨芝麻油、香油，那就用白芝麻；如果是入药、保健、养生，就用黑芝麻。

如果临床只用桑叶、黑芝麻治疗脱发，效果也不是那么明显，所以还有几味治疗脱发的药物，可以配合桑麻丸一起用。

第一个是侧柏叶。侧柏叶生发作用很强，内服或外用都可以，一般用 15 克。但假如是女性脱发，本身月经量少，用侧柏叶就会有矛盾，因为侧柏叶有止血的作用。这种情况下，要用其他的药物，或者用量小一些。

第二个是茯苓。茯苓是一个特别安全的中药，慈禧太后一生用了 71 个方，这些在书上都有记载，用得最多的药物就是茯苓，皇宫保健最重要的不是效果，重要的是安全，所以很少用攻伐的药。

第三个是豨莶草。豨莶草在中药课本中归于祛风湿、强筋骨那一类，但对头发也有好处。

第四个是桑枝。桑树的树枝，对头发也有好处。

还有一个不太常用的药物——余甘子。余甘子是一种食物，味道酸，很安全。

遇上脱发的患者，可以在桑麻丸的基础上加以上药物，茯苓 30克，其余药物各 15 克。

外治脱发

除了中药汤剂之外，中药外敷也很有效，一般是把中药配成酊剂外涂，局部再配合梅花针叩刺。曾经有个小伙子脱发明显，但就是不想喝中药，于是我把他介绍给了针灸医生，通过敲梅花针，再用中药外敷，坚持 4 个月后，效果也逐渐显现了。

艾灸对脱发也有显著作用。中国中医科学院的针灸专家研究发现，用灸法可以改善肾虚，同时对头发的微量元素和宏量元素都有明显提高。艾灸神阙穴可以治疗女性的不孕症，其实还可以治疗脱发，只不过是药的用法用量有所不同。可以每天灸神阙穴一次，每次一刻钟，七天为一个疗程，需要注意的是爱上火的热性体质患者不适合艾灸。足三里是强壮穴，一次 10 分钟，每天 1 ~ 2 次，半个月为一个疗程。相对于神阙穴而言，足三里的禁忌比较少，几乎每个人都可以灸。

少白头的治疗方法

有些人会说，我脱发不太严重，可是年纪不大，竟然开始出现白发了，该怎么办？这里推荐两个方法。

第一，像桃仁、黑芝麻、桑葚、黑豆这类食材，平时在家可以经常吃，它们能让头发变得乌黑浓密一些。

第二，按摩头皮再配合酒剂外用。酒剂，就是把中药打成粉，泡在酒里两个星期，每天要摇晃摇晃，不管用不用，每天都要摇晃，备用。最常用的中药是侧柏叶、墨旱莲，有的大夫还用点花椒。用白酒、黄酒泡都可以。

按摩时双手十指分开，由前向后，反复梳理头皮，由轻到重，每次 5 ~ 10 分钟，以头皮出现微热感为度，再用备好的酒剂洒在白发的位置，然后用木梳子梳头 1 ~ 3 分钟，一天 2 ~ 3 次。

曾经有人针对此法做过观察研究，93 例患者中治愈 52 例，显效 36 例，无效的仅 5 例，总有效率达到了 94.62%。而且是外用，比较安全，一般没有禁忌人群。

空调吹出来的病

夏天，很多人都是在空调房里得的病，温度调得太低，导致发烧、咳嗽、拉肚子等，这叫"空调伤寒"，也可以叫"夏月伤寒"。这种情况完全可以避免。按照自然规律，夏天出点汗对健康有利，如果实在怕热，空调温度不能低于 24℃，我一般在夏天开空调都调到

26℃，很舒适。

　　绿豆是个好食材。为了清热解暑或预防中暑，可以熬点绿豆汤喝，再加点甘草效果会更好。可以用 1 斤绿豆加上 30 克甘草一起煮，煮到绿豆开花就可以了。绿豆不仅能清热解暑，还能利水解毒，在夏天南方湿气比较重的地区，食用绿豆能消暑湿。

　　有些女性怕冷，别人吹空调没事，她们就得穿上外套，脚跟冰块一样，还很容易上火。这种情况一般舌红无苔，脉沉细，属于阴虚肝旺体质。这种体质看起来怕风怕冷，像阳虚，其实是肝郁。身体里气机不通，流通不好，就容易怕冷。推荐一个小方子：柴胡、枳壳、白芍、炙甘草各 5 克，熬水当茶喝，坚持一星期。

不安腿综合征：芍药甘草汤

　　很多老年人晚上一上床，腿就难受，怎么放都不舒服，西医叫不安腿，又叫不宁腿。这种情况首先推荐用张仲景的芍药甘草汤，只有两味药：白芍、炙甘草。白芍配炙甘草，各 10 克，熬水喝。

　　原方是治疗脚挛急的，东汉时脚挛急就是小腿发紧甚至抽筋。这两味药是酸肝化阴的，因为阴虚以后，阴亏血不柔筋、不养筋，小腿就发僵发直。芍药甘草汤也叫去杖汤，老年人喝了以后腿脚利落，可以把拐杖扔掉，形容效果好。另外，黄芪桂枝五物汤也是治疗不安腿综合征的常用方剂。

口腔问题小妙招

有人总是感觉口渴，想喝水，张仲景有个方子叫栝楼牡蛎散，牡蛎是海鲜牡蛎的壳，栝楼也写作瓜蒌，用的是栝楼根，也叫天花粉。天花粉有滋阴作用，牡蛎也有养阴作用，配合起来用于治疗阴虚导致的口干、口渴。牡蛎拿水泡是不行的，要煮一煮。备孕的女性不要用天花粉，天花粉有抗早孕的作用。

针对反复口腔溃疡，有两种好食物：黑芝麻、猕猴桃。

我在杂志上看到过一个大夫的经验，他每天吃黑芝麻 5 ~ 10 克，本来是为了缓解便秘，因为黑芝麻通便，结果无意之中发现自己反复发作的口腔溃疡不再犯了，之后他就把这个办法告诉了其他患口腔溃疡的朋友，大部分效果都还不错。为什么黑芝麻对口腔溃疡有好处？因为黑芝麻既能补又能泻，补肝肾补精血，还润肠通便。

另一个对口腔溃疡有帮助的食物是猕猴桃，可以每天吃一个。猕猴桃含丰富的维生素 C、B 族维生素等，不仅能提高免疫力，还能促进口腔溃疡的愈合。

张仲景有个小经方叫栀子豉汤，原方是用来治疗失眠的，心烦意乱睡不好觉的人可以试试。另外，这个方子对实热证的痘痘和口腔溃疡也有效，用栀子 6 克、淡豆豉 3 克煮水喝，建议用时不要超过一个星期。

针对口腔的多种问题，有一种很好用的中药：丁香。丁香有个外号叫天然口香糖，捏上几粒，煮水后不要喝，一天用它漱几次口，对口臭、牙疼、口腔溃疡等能起到不错的效果。注意次数不能太多，不然嘴会发麻。

叩齿咽津法是经典的口腔养生保健方法，操作简单、不拘时间地点限制，效果良好，能使人神清气爽、筋骨强健。唐朝名医孙思邈，活了100多岁，他主张"清晨叩齿三百下"。叩齿完毕，口中会有一些津液，要把津液咽下去，这叫"漱玉津"。具体做法是上下牙齿相互叩击，不限次数，上牙磕下牙，力道以舒适为度；再用舌头贴着上下牙床、牙龈、牙面来回搅动，这个方法也叫"赤龙搅海"；之后口中津液增多，拿津液漱口；漱津后，将津液分次缓缓咽下。

第十一章　女子以肝为先天，小儿三分饥与寒

　　"女子以肝为先天"，这个观点来自金元四大家之一的刘河间，他认为："妇人、童幼天癸未行之间，皆属少阴；天癸既行，皆从厥阴论之；天癸已竭，乃属太阴经也。"把女子的一生划分成三个阶段，该理论对临床有一定的指导意义。

　　天癸在这儿指的是月经，以月经有无来划分阶段。天癸至，也就是来月经，一般在14岁左右，之前属于生长发育阶段，重在治肾。天癸竭指绝经，一般在50岁左右，生育功能消失，进入老年期，以颐养天年为主，重在调理脾胃。天癸至到天癸竭这个阶段是青壮年阶段，在生理上出现经、带、胎、产，心理上开始成熟，七情六欲导致的女性疾病大多发生在此阶段。

　　"女子以肝为先天"，先天是指主要，但并不排除其他。妇女病离不开月经，五脏里心主血，脾统血，肝藏血，所以一般除肝之外也重

心脾，同时还要重视气血关系。先天不足重在补肾，后天失调重在治脾，这点男女相同。不同的是，治疗妇女病重在治肝治血，男子重在治肾治精。

古人有"宁治十男子，不治一妇人"之说，这不是什么性别歧视，是强调妇科疾病复杂难治。为什么说妇人病难治？用《医宗金鉴》里援引寇宗奭的话来解释，就是因为女子情绪复杂，多有忧思，往往七情致病，而又羞于启齿，一旦有病，又往往关乎经、带、胎、产，稍不注意就是人命关天的大事。薛立斋在《女科撮要》里的病案大都要描述一下患者平时的性情，翻开书可以经常看到"性素急""善怒"等记录。医生遇到女性患者要多留心，不要仅关注经、带、胎、产，还要注意心理调整，注意养肝。

肝主疏泄，为将军之官。养肝主要从情志、睡眠、饮食、劳作四个方面入手。养肝最重要的是保持情绪稳定，尽量别烦躁生气，别郁闷憋屈，做到心平气和，保持开心的状态。"人卧则血归于肝"，保持良好的睡眠质量也能养肝，最好早睡。还要做到饮食清淡，尽量少吃或不吃辛辣、刺激性食物以防损伤肝气。过度疲劳也会伤肝，所以平常要尽量做到既不疲劳工作，也不疲劳运动。

妇科圣方四物汤

中医最常用的妇科方子是四物汤，是从《金匮要略》里的胶艾汤衍化而来的，最早记载在《局方》里。顾名思义，四物汤由熟地黄、当归、白芍、川芎四味药组成，《局方》里用量是等分的，医生可以根据情况临证加减。

柯琴认为四物汤"具生长收藏之用，为血分立法"。熟地黄甘温，能滋阴养血、补肾填精；当归甘温，能补血活血，补中有行；川芎辛温，能活血通经，行血导滞；白芍酸寒，可以养肝和营，滋阴敛血，能和肝之阴。四味药组合在一起，有阴有阳，补中有行，行中有补，既能补血养血，又能活血调经。女子经、孕、产、乳和血息息相关，以肝为先天，以血为用，所以四物汤可以通用于妇科疾病，被称作"妇科圣方"，既是妇科养血调经的常用方，也是通治各种血病的基本方剂。

四物汤久经临床考验，疗效可靠。由于这个方子能养血活血，所以它本来用于外伤的瘀血，后来逐渐运用到妇科。如果瘀血明显，月经颜色发黑有血块、痛经，就把川芎的量加大；血亏血虚的话，可以把当归、白芍、熟地黄的量加大一些。根据每个人的情况，比重可以调整。四味药物的比例不同，发挥的效果也不一样。这四味药经过加加减减，衍化成800多个系列方，非常神奇。

之前提过几次的桃红四物汤，就是四物汤加桃仁、红花，养血活血力量大，能治经前头痛、月经不调，还能治皮肤病；四物汤加艾叶、阿胶、甘草，叫胶艾四物汤，不仅能治崩漏，还能安胎养血；四物汤加四君子汤，叫八珍汤，既补气也补血；在八珍汤的基础上再加上黄芪、肉桂，就成了十全大补汤。

四物汤很常见，也能买到成药，当然，使用时建议请中医师根据情况调整剂量和比例。

月经不调服药有讲究

我治疗月经病，有个注意事项，即服药时间有讲究，平时不吃药，来例假前一个星期再吃药。

妇科病方子里经常要加点温热的药，《黄帝内经》中讲"血气者，喜温而恶寒，寒则泣不能流，温则消而去之"。中医认为，女性的身体最怕气血凝滞，因为女性的胞宫依赖血液的温养，一旦遇到寒邪来袭，正气不足的人气血就会凝滞。其实月经也是排出身体垃圾的重要手段，气血凝滞了，瘀积难以排出，月经就易出问题，会产生不良的后果。血得温则行，血行则瘀自散，这就是为什么妇科方子里很多都用干姜、艾叶等温热药的缘故。

我在临床上治疗月经不调常用到温经汤。从名字就知道，这个方子以温为主，方歌是"温经汤用吴萸芎，归芍丹桂姜夏冬；参草益脾胶养血，调经重在暖胞宫"。温经汤是张仲景在《金匮要略》中提到的方子，能温经散寒、祛瘀养血，是个标本兼顾、配伍精确的好方子。我的导师刘渡舟先生讲，温经汤治血和气同病，因为有寒，所以用桂枝、吴茱萸、生姜温肝；瘀血停在少腹，所以用当归、川芎、芍药、牡丹皮补血化瘀；阿胶针对下血不止、手掌烦热、唇口干燥、津液亏虚；麦冬、人参、甘草用来润肺。这个方子关键是用麦冬润肺，可以制约吴茱萸与桂枝的温燥，避免服药后出现头晕、咽干、心烦的情况。

一般就用原方，麦冬用量大点，余药按比例来说，吴茱萸为3，其他都为2。其实温经汤里暗含了当归四逆汤加吴茱萸生姜汤、麦门冬汤、胶艾汤、当归芍药散、桂枝茯苓丸等方子，所以温经汤的治疗范围比较广。

温经汤是妇科调经的总方，经少能通，经多能止，子宫虚寒者能受孕。

规律性流鼻血要考虑倒经

倒经是月经来临时，身体有些部位按时出血，不是鼻子出血，就是牙龈出血，有时出得还挺多，月经过后就好。李时珍说："月事一月一行，其常也，或先或后，或通或塞，其病也。有行经只吐血、衄血，或眼、耳出血，是谓倒经。"倒经，也叫逆经，临床上并不少见。

西医认为倒经由子宫内膜异位症引起，治疗主要是局部止血或者服用激素。

中医认为倒经主要是"血热气逆"导致的。血不往下走，反而往上走。血为什么往上走呢？在五行里，火性炎上。病往上走，往往是因为火。平常情志不畅、肝火内盛、性情急躁易怒，或喜欢吃辛辣食物，均可能是倒经的原因。倒经有虚有实，治疗以养阴清热、调气降逆、活血祛瘀、引血下行为主。

针对倒经，《傅青主女科》里有个方子叫顺经汤，方歌是"傅氏女科顺经汤，当归熟地丹芍藏；沙参茯苓黑荆芥，经来吐衄效验彰"。"经来吐衄"就是指倒经，此方将四物汤的川芎去掉，加牡丹皮、茯苓、沙参、黑芥穗。

倒经患者平时应保持良好的心态，避免生气，饮食清淡，不抽烟、不喝酒，少吃辛辣刺激食物。

找准一个穴位，立止痛经

痛经非常常见，在月经前后或者经期出现，主要表现是小腹疼痛，有坠胀感，很多人还伴有腰酸等不适的症状。有些人疼起来很厉害，可能吃止痛药都不管用。

痛经分为原发性痛经和继发性痛经，原发性痛经就是单纯的痛经，继发性痛经是由盆腔疾病引起的，需要治疗盆腔问题。

痛经问题出在气血，分为不荣则痛和不通则痛。不荣则痛以虚为主，是气血亏虚导致的疼痛，这种疼多数是隐隐地疼，相对来说比较轻。不通则痛是实证，由气滞或瘀血导致，疼痛比较剧烈，难以忍受，常伴有乳房胀痛等症。

对待痛经，大多数女性选择能忍就忍。痛经的原因通常与体质或妇科疾病有关，不仅影响生活质量，还可能影响健康。

有一个穴位对痛经很有效，那就是三阴交。顾名思义，三阴交是三条阴经的交会点，肝、脾、肾三条阴经在这个穴位交会，所以叫三阴交。肝藏血、脾统血、肾藏精，刺激三阴交能同时影响肝、脾、肾。所谓"妇科三阴交"，是指三阴交治疗妇科病效果很好，是女性最重要的穴位之一。月经不调、白带异常、更年期综合征等，都能治疗。但有一点需要强调，孕妇绝对不能按压三阴交。

三阴交位于小腿内侧，踝关节上三寸，怎么找这个穴位呢？先找到内踝尖，可以用自己的四根手指（除拇指）并拢放在内踝上侧，胫骨的后缘就是三阴交。在按摩时，穴位不是一个点，而是一个区域，痛经患者可以在三阴交附近找到条索或结节，一按下去就会感觉腹痛减轻，把条索结节按揉开，痛经就能止住。

之前提过治疗月经病服药时间有讲究，按压三阴交也最好在月经期前一周进行，这个穴位还可以灸。

三阴交针对的是原发性痛经，如果是继发性痛经，只按三阴交就不够了。比如子宫腺肌症导致的继发性痛经在临床上比较常见，这种痛经的特点是进行性加重，就是疼痛越来越重，一天比一天疼，并伴随着大量出血，每个月出血可以出到贫血的程度。严重者，月经前后都疼，非常痛苦。对此，西医一般建议在没有生育需求的前提下切除子宫，虽然效果好，但对心理伤害也比较大。中医认为，子宫腺肌症的主要病机是瘀血阻滞，像我之前提过的，难治性疾病就得多种方法一起上，中药、针灸、贴敷、灌肠、导入等，疗效慢一些但没什么副作用，治好了也不容易复发，有一定优势。

白带异常怎么办？

针对白带特别多的女性，傅青主有个方子叫完带汤，方歌是"完带汤中二术陈，车前甘草和人参；柴芍淮山黑芥穗，化湿止带此方金"。完带汤能补脾疏肝、化湿止带，主治带下色白清稀，量多无臭，伴有疲乏便溏，舌淡苔白有齿痕，脉缓或濡弱。

白术、苍术和陈皮都能健脾化湿，车前子能渗湿，配合上人参、柴胡、芍药、山药、荆芥穗，这个方子总体来讲有健脾利湿外加一点疏肝的作用，是治疗脾阳虚型白带的常用方剂。

古人把女科医生叫带下医。《史记》里说："扁鹊名闻天下，过邯郸，闻（赵）贵妇人，即为带下医。"扁鹊天下闻名，他路过邯郸的时候，听闻赵国重视妇女，扁鹊就成了有名的妇科大夫，侧面说明了带下病很常见。

带下不只是白带，《诸病源候论》里讲有五色带，意思是白、黄、赤、黑、青五种颜色带下，还说五脏都虚的话，可以五色带都有。临床上以白带、黄带多见。《傅青主女科》中讲带下的第一句是"带下俱是湿症"，应该是带下常见湿证，临床上要结合带下量、色、质、味，还有伴随症状来辨证，在祛湿以外，还要根据具体情况配合上补中益气、疏肝解郁、清热解毒、活血化瘀等方法。

另外，如果白带在经期前后、排卵期、妊娠初期增多而排出体外，但没有色、质、味的改变，属于正常，不用担心。

女性肾虚老得快

我相信很多人都听说过一个词，叫卵巢早衰，有些女性 40 岁以前就出现卵巢功能衰退，面色潮红、烘热出汗、烦躁失眠，像更年期一样，这多半就是肾精亏虚。女性也会肾虚，不仅老得快，还会带来很多疾病，因此千万不能小视女性肾虚。

从哪些地方可以看出女性是否肾虚呢？

最容易判断的是面部问题：黑眼圈很厉害，有的人眼袋很明显，有的人面色发黑、没有光泽，还有人略微水肿，这些往往都是肾虚的表现。此外，针对黄褐斑，有人专门做了对比研究，一组黄褐斑人群用补肾、滋肾的方法祛斑，有效率高达 92%；另外一组用的是维生素 C 片加维生素 E 胶囊，有效率仅 28%，可见养肾对于女性面容的重要性。

我看过一个女性，她严重失眠，同时月经不调，诊断以肾虚为主，着重给她治疗肾虚。后来，她来复诊的时候，很高兴地告诉我，她脸上的斑淡多了。其实，我当时没太重视她的黄褐斑问题，只是调理她的睡眠和月经，结果却有了意外收获，在调理肾虚的一两个月时间里，她的黄褐斑竟然也得到了明显改善。针对女性面部的问题，有时根据个人体质去进行调理，往往要比买那些昂贵的护肤品更有效。

除了面部问题，再讲几个女性肾虚的其他表现。从年龄段来分，女性肾虚可以分为青春期肾虚、更年期肾虚、老年期肾虚。

1. 青春期肾虚

青春期肾虚的主要表现是月经过少甚至闭经。《医学正传》中提到"月经全借肾水施化，肾水既乏，则经血日以干涸"，意思是说，肾阴虚后，月经就会越来越少，甚至出现闭经，而这也是青壮年期女性在妇科方面最常见的问题。

2. 更年期肾虚

更年期肾虚最常见的是潮热汗出、耳鸣头晕、失眠多梦，偏肾阴虚内热的症状多一些。还有个特点，更年期肾虚的人爱着急发火，情绪不好，这也是肾阴虚肝旺的表现。

3. 老年期肾虚

老年期肾虚的表现为全身机能衰退，如腰膝酸软、耳聋、脱发、尿频、便秘、牙齿脱落等衰老症状，多属于肾阴阳两虚。

中药治疗肾虚

有一个女性患者，肾虚表现很明显，月经经常两三个月都不来一次，平时自己也没少补肾，可是效果不是很理想。这是因为她没有注意到肝郁的一面。肾虚的女性，往往有肝郁甚至肝火很明显，动不动就为一点小事发火，所以在补肾的同时，还要加上疏肝理气的香附、陈皮，以及清肝火的栀子、牡丹皮之类的药物，各方面症状才能得到明显改善，月经也会逐渐正常。

用中药调理肾虚，不仅可以改善月经，其他症状如阴道干涩、性欲减退、口干咽燥、畏寒肢冷、眠差多梦、健忘、烦躁易怒、胸胁胀痛、抑郁叹气等也可以有不同程度的改善。

推荐一个方子：二仙汤。有数据显示，辨证加减以后的二仙汤，对于肾虚肝郁型卵巢早衰所引起的闭经，可以明显提高月经的复潮率，复潮率达到 43.3%。复潮指的是本来已经闭经，月经又来了。方子以仙茅、仙灵脾二药为主，故名"二仙汤"。仙灵脾又叫淫羊藿，是补肾壮阳的，仙茅也是补肾阳的，所以要再适当配合些补肾阴的药物。补阳和补阴如果搭配不当的话，很容易上火，需要找专业的医生来诊断开方。

针灸治疗肾虚

针灸，针是针，灸是灸，中国中医科学院专门有人研究用针刺的方法来治疗卵巢功能早衰，效果明显。艾灸也有各种各样的治疗方法，这里举个例子——灸神阙穴。有学者专门研究过，用中药艾灸神阙穴的方法来治疗女性肾虚的不孕症，效果显著。

之前提过治疗妇科疾病常用三阴交。三阴交不仅对妇科疾病有很好的疗效，还能延缓衰老。女性平时可以多按揉这个穴位，阳虚怕冷的人还可以灸。切记，如果怀孕了，不可碰三阴交。

若要小儿安，三分饥与寒

元代曾世荣在《活幼心书》里讲："四时欲得小儿安，常要三分饥与寒；但愿人皆依此法，自然诸疾不相干。"后边还有几句："殊不知忍一分饥，胜服调脾之剂；耐一分寒，不须发表之功。"他主张小孩吃饭七分饱，脏腑就不易损伤，不易得肠胃病；能够经常保持一种微寒状态，就很少伤风感冒。

而现在的生活中，大人不是怕冻着就是怕饿着孩子，特别是爷爷奶奶、姥爷姥姥，追着孩子喂饭，吃饱了还要喂，给孩子穿得比大人还多。本身小孩就"火力壮"，晚上还不断加被子，小孩一热自然会蹬被子，就容易受凉感冒。这样的小孩，一伸舌头，舌尖一般很红，代表有肺热，往往爱出汗，特别是睡着以后汗多。因为有肺热，更容易受风感冒，也容易扁桃体发炎。大便经常很干，有时甚至像羊屎蛋一样。

如果不重视"三分饥与寒",不仅孩子小时候爱闹病,即使长到十几甚至二十几岁,他的体质和同龄人相比都可能要差一些。

祖先留下了很多育儿秘诀,比如南宋陈文中总结的"养子十法":一要背暖;二要肚暖;三要足暖;四要头凉;五要心胸凉;六者,勿令忽见非常之物;七者,脾胃要温;八者,儿啼未定勿使饮乳;九者,勿服轻粉朱砂;十者,宜少洗浴。涵盖了穿衣方法、母乳喂养、饮食喂养、用药选择、精神调护等,除了第十条"少洗浴"略有争议外,其他方法都很科学实用,和"三分饥与寒"都是育儿顶级宝典。

积食危害大

小孩子为什么要三分饥呢?因为吃得太多,超过了脾胃的运化能力,导致脾胃功能减弱,食物停在脾胃肠道里没法消化,就会积食。积食的孩子最直观的表现是肚子胀或疼,大便不正常,胃口差,容易感冒发烧。

疳证属于程度最严重的积食,孩子越来越不爱吃饭,头发和面色都会发黄,身形比较瘦小,大便干硬,经常拉羊屎便,晚上入睡困难,睡不安稳,反复生病,体质越来越差,影响生长发育。

观察孩子的舌苔、口气、大便、睡眠,就可以判断孩子是否积食。

1. 看舌苔
舌苔厚腻是积食最明显的表现,有的是只在舌体中间,出现一个硬币样的变厚的圆圈，有的是舌体全部变厚。舌苔越厚积食越严重，如果舌苔发黄证明积食化热。

2. 闻口气

口气酸臭证明食物没有消化，滞留在脾胃里。除了口中异味，有的孩子还会打嗝，反出酸腐的味道，严重的还会呕吐。

3. 看大便

如果突然便秘、拉稀，大便有奶瓣、有残渣、味道酸臭，也是积食的表现。

4. 看睡眠

"胃不和则卧不安"。如果孩子平时睡得很好，突然睡觉不安稳，磨牙、说梦话、趴睡，多半也是积食。

当孩子出现明显的积食症状时，首先要少吃，这是根本。如果孩子还在吃奶，要减少奶量，或者奶粉冲稀些。如果是吃饭菜，减少食量的同时以素食为主，避免肥甘厚味。

对于积食，焦三仙的效果很好。焦三仙不是一味药，是焦神曲、焦山楂、焦麦芽三种药的统称。这三种药各有专攻，焦麦芽利于消化淀粉类食物，焦山楂善于消肉食，焦神曲利于消化米面食物。焦三仙消积食力量比较强，一旦积食消了就得停药，不可久服。

此外，还可以配合小儿捏脊和顺时摩腹助消化。捏脊的话，让孩子趴在床上，家长用双手拇指、示指和中指，从尾巴骨沿脊柱两侧向上捏，连皮带肉，一捏起就放下，捏到后脑勺发际线，不能太用力，看到脊柱两侧皮肤微微发红即可。摩腹的话，右手放在孩子肚子上，顺时针方向绕肚脐按摩，注意方向一定是顺时针，顺时针促进排便，逆时针是止泻的。按摩面积由小到大，手法轻巧柔和。小孩皮肤娇嫩，尤其对婴幼儿一定要注意力道。

穴位助长高

现在的家长对孩子身高都很上心。身高跟很多因素相关，遗传因素应该是最主要的，一般认为父母都高的孩子肯定矮不了，除遗传以外，营养、运动、睡眠、心理、疾病等因素对身高都有影响。

长高的方法可以总结为：吃得好，睡得好，动得好，心情好。

这四个"好"是基础。营养均衡、饮食规律，睡眠充足、质量高，多做伸展、弹跳类运动，保持良好心态。

做好这四点，假如孩子的身高还是不理想，可以试试中医的办法。中医认为长高主要跟肾、骨、髓相关。最简单的就是按摩穴位，这里介绍几个"长高穴"。

一是大杼，是八会穴中的"骨会"。什么是八会穴？八会穴出自《难经》，是指人体脏、腑、气、血、筋、脉、骨、髓八种精气汇聚的八个腧穴，是气血生化和集中汇聚的场所。大杼是膀胱经的穴位，位置在背部第一胸椎棘突下，旁开1.5寸。《难经本义》里说："骨会大杼，骨者，髓所养，髓自脑下，注于大杼，大杼渗入脊心，下贯尾骶，渗诸骨节，故骨之气皆会于此。"意思是骨气会在大杼穴，有强筋壮骨的功效。

二是阳陵泉，是八会穴中的"筋会"，筋、骨共同构成骨系统，所以阳陵泉可以舒筋健骨，有利于骨骼的生长。阳陵泉是胆经穴位，位置在膝关节下方的外侧高点前下方的凹陷处。

三是悬钟，是八会穴中的"髓会"，也是胆经的穴位，位置在外踝尖上三寸，腓骨前边缘。骨是髓之所养，故悬钟有健骨生髓、促进骨骼生长的作用。

四是筋缩，是督脉的穴位，位置在第九胸椎棘突下。筋是筋肉，缩是挛缩，这个穴位对治疗筋挛等病很有效，所以叫筋缩。该穴能防止筋肉挛缩，自然就能促进长高。

五是身柱，是督脉的穴位，位置在第三胸椎棘突下凹陷中，身柱的意思是身体的支柱。正坐低头时在颈背部出现的最高点是第七颈椎，往下为第一胸椎，再往下数到第三胸椎，在棘突下取身柱穴。身柱穴与孩子的身高直接相关，对孩子的生长发育有重要的意义。

下篇

验案数则

第十二章　柴胡桂枝汤，退烧有力量

孙某，女，9岁，2020年1月31日初诊。

主诉：高热数日。

现病史：突然发热，持续数日，最高39.6℃。1月31日晚去儿童医院门诊就诊，诊断为细菌性感冒，处以退热药，服用后次日早晨体温仍未降，39.3℃。

刻下症：自觉畏寒，手足关节痛，呼吸道有痛感，苔微黄（网诊，无脉象信息）。

诊断：感冒；太少两感证。

治法：散寒疏表，和解少阳。

处方：柴胡桂枝汤加减。柴胡10克，黄芩12克，桂枝6克，白芍6克，芦根10克，荆芥（后下）12克，桔梗10克，浙贝母10克，青果6克——3服，水煎服。

患者 1 月 31 日网诊，附近中药房停业，无法抓药，第 2 天抓到药后，上午 10 点喝了一次，体温降到 38.8 ℃，下降不明显。嘱继续服药，同时喝米粥帮助汗出。患者下午再一次服药，4 点后体温还在 38.5 ℃以上。嘱继续服第二服药，两服药一天喝完。第 2 天体温为 37 ℃，逐渐恢复正常。停药。

按语

柴胡桂枝汤出自《伤寒论》，"伤寒六七日，发热，微恶寒，支节烦疼，微呕，心下支结，外证未去者，柴胡桂枝汤主之"。原方取少阳主方小柴胡汤、太阳主方桂枝汤各半而成，起和解少阳兼以解表之功。

既然有太阳表证，就需要用能疏散风寒解表的药，故用荆芥加强解表散寒之力。荆芥散风寒的力量明显弱于麻黄，但是荆芥后下之后，疏散风寒和发散的力量就会增强。因患者有咽痛，所以加用桔梗、浙贝母、青果等治标药。药证相应，故退热神速。

本案还需要特别指出的一点是服药方法，《伤寒论》上的桂枝汤方记载"服已须臾，啜热稀粥一升余，以助药力……若一服汗出病差，停后服，不必尽剂；若不汗，更服，依前法；又不汗，后服小促其间，半日许，令三服尽。若病重者，一日一夜服，周时观之。服一剂尽，病证犹在者，更作服；若汗不出，乃服至二三剂"。

热稀粥可以帮助振奋胃气，补充汗源。视出汗情况，适当缩短服药时间，可以加快药效的发挥，促进表邪外散。

（中国中医科学院 2017 级硕士彭丽媛整理张雪亮老师验案）

第十三章　温病方治疗皮肤病

任某，男，68岁，中等体形，面色红暗。2016年9月30日初诊。

主诉：双手掌红斑肥厚13年，加重1月余。

现病史：患者2003年因双手掌红斑肥厚，起水疱，破溃后流黄色液体，于当地住院治疗，稍缓解，后反复发作。1年前就诊于北京某医院，诊断为掌跖脓疱病，予雷公藤多苷片，外用他卡西醇软膏治疗，皮损较前好转，但仍未消除。1个月前上述症状加重，经人介绍，从新疆前来就诊。无家族遗传史。

刻下症：双侧掌跖红斑伴肥厚浸润，脓疱伴有渗出，瘙痒，接触水或洗涤剂后加重，纳可，睡眠欠安，多梦，大便干欠通畅，小便黄赤。舌红赤，苔薄白，脉细数。

诊断：掌跖脓疱病；热伤血络。

治法：清热凉血，养阴生津。

处方：清营汤加减。生地黄 15 克，水牛角 15 克，牡丹皮 10 克，玄参 15 克，麦冬 15 克，金银花 15 克，连翘 12 克，僵蚕 10 克，土茯苓 15 克，牛蒡子 15 克，蝉蜕 6 克，白鲜皮 15 克，地肤子 15 克，蒺藜 15 克，苦参 5 克，薄荷 5 克——7 服，水煎服。

2016 年 10 月 14 日复诊。因国庆停诊，患者服上方 14 服。患者诉服用药物后掌跖红斑水疱明显减轻，未新起，睡眠转安，大便通畅，小便转清。舌红，苔薄白，脉细数。效不更方，患者带药 14 服返乡，嘱一服药服用 2 天，清淡饮食。

按语

掌跖脓疱病是局限于掌跖部的慢性复发性疾病，掌跖部皮损呈对称性，以在红斑的基础上出现周期性的无菌性小脓疱，伴角化、鳞屑为临床特征。好发于 50 ~ 60 岁，女性多见于男性。其病因尚不明确，部分患者有个人或家族银屑病病史，或将来发展成寻常型银屑病。

此患者患掌跖红斑 13 年余，缠绵难愈，辗转就医，痛苦不堪，经人介绍前来就诊。张老师查患者掌跖红斑伴肥厚，脓疱伴有渗出，舌红赤，脉细数，辨证为热入营血，热伤血络。睡眠欠安为热扰心神，心神不安、大便干、小便赤、面色红暗均为一派热象。遂处方用《温病条辨》中的清营汤加味。君药生地黄、水牛角（代犀角）、牡丹皮、玄参、麦冬清血热、养营阴；臣药为金银花、连翘、土茯苓、苦参等清热解毒之品；佐以薄荷、蝉蜕、僵蚕清透之品，透营转气；白鲜皮、地肤子、蒺藜为引药，达皮治标。

张老师细审病机，辨证准确，用药丝丝入扣，效如桴鼓，14 服药后诸症均减。患者13年余的缠绵顽疾，半月即愈大半。复诊时患者舌质仍红，脉细，数已不显，为热势渐退之象，余邪尚未清透。效不更方，张老师嘱患者继服前药，减量进服，2日服一服药，巩固疗效。笔者详审患者病因，可能因其久居新疆，与当地饮食习惯喜食燥热羊肉有关，嘱其清淡饮食，以防病复。

（中国中医科学院2015级博士张敏整理张雪亮老师验案）

第十四章　0.9 厘米胆囊息肉消失

程某，女，61 岁，2017 年 12 月 1 日初诊。

主诉：呃逆、反酸 1 年余，加重 1 个月。

现病史：患者近 1 年来呃逆、反酸，食欲减退，稍食油腻便觉右胁不舒。2017 年 11 月 12 日经某医院诊断为胆囊息肉，大小约 0.9 厘米 ×0.5 厘米。

刻下症：患者面色红，舌红苔黄腻，脉弦。

诊断：胃炎；肝郁脾虚。

治法：疏肝利胆，清热泻火，健脾祛湿。

处方：化肝煎合左金丸加减。青皮 10 克，陈皮 15 克，赤芍 10 克，白芍 10 克，牡丹皮 10 克，炒栀子 10 克，醋香附 10 克，吴茱萸 3 克，黄连 10 克，煅瓦楞子（先煎）15 克，海螵蛸 15 克，浙贝母 15 克，夏枯草 12 克，连翘 10 克，金钱草 15 克，鸡内金

15 克——14 服，水煎服。

服药 2 周后，患者诉呃逆、反酸症状减轻，饭后仍觉右胁部不适，舌红苔黄腻，脉仍弦，遂在原方基础上加减续服 2 月余。

2018 年 2 月 1 日患者至某医院复诊，查胆囊 B 超显示息肉缩小至 0.68 厘米，效不更方，续服 1 个月，其间患者诸症状减轻，右胁部不适感缓解，食欲增加。2018 年 4 月患者至另一医院复查，B 超结果显示胆囊内未见明显异常回声。患者惊异于中药治疗胆囊息肉的疗效，分别于 2018 年 6 月、8 月再次复查 B 超，皆提示胆囊未见明显异常，困扰患者已久的胆囊息肉已了无踪影。

按语

胆囊息肉在中医认为病因有二：一是肝郁气滞，疏泄失常导致气血运行不畅，久郁成瘀而致；二是肠胃积滞，运化失常，水湿内停，蕴而化热上蒸肝胆，使肝失疏泄，久郁成瘀。

张老师诊查患者表现为呃逆、反酸，肝胃不和，舌红苔黄腻，脉弦，辨证为肝郁脾虚。肝胆经络循行两胁，肝失疏泄气滞不行故两胁不舒；木郁克土使脾胃气滞，故纳呆食少；湿热内蕴肝胆气逆表现为呃逆、反酸，舌苔黄腻乃肝脾湿热上蒸所致。因此，治疗应当疏肝利胆、清热泻火、健脾祛湿，处方用化肝煎合左金丸加味。

化肝煎善解肝气之郁，平气逆而散郁火，青皮、陈皮理气解郁，牡丹皮、赤芍凉血活血通络，栀子清泻肝火，配合左金丸泻火疏肝和胃，金钱草利胆祛湿，鸡内金健脾消积。诸药合用，共奏平肝火、化肝郁、健脾胃之效。

患者坚持服用 3 个月，胆囊息肉缩小直至消失，中药汤剂内服在治疗外科疾病上也卓有成效，免去患者承受外科手术之苦。《景岳全书》中的化肝煎以胃脘热痛、烦躁易怒、苔黄脉数为辨证要点，可用于治疗慢性胃炎、慢性胆囊炎、胆囊息肉等多种疾病，辨证准确、配伍合宜，常能应手取效。

（中国中医科学院 2017 级博士李钰整理张雪亮老师验案）

第十五章　乳房等部位皮肤渗液案

谭某，女，51 岁，体形偏胖，2018 年 8 月 27 日初诊。

主诉：双侧乳房下、腋下皮肤溃烂渗液 16 年，加重 3 年余。

现病史：患者 16 年来左右腋下和乳房下皮肤持续破溃、渗液、结痂，伴瘙痒，皲裂处有剧烈疼痛感，经宁夏某医院诊断为家族性良性天疱疮病。曾接受输液及激素治疗，病情有所控制但仍反复发作，近 3 年间断服用中药汤剂，效果均不佳。

刻下症：左右腋下和乳房下皮肤破溃、渗液、结痂，伴瘙痒、剧烈疼痛感。周身无其他不适，二便可，寐安，月经周期及量色质正常，平素性格温和，无怕冷怕热。刻诊见面色红润，唇色红，舌红赤少苔，脉数。

诊断：天疱疮；热伤血络。

治法：清热凉血，养阴生津。

处方：清营汤加减。生地黄 12 克，水牛角 10 克，牡丹皮 12 克，玄参 15 克，麦冬 15 克，地锦草 12 克，郁金 15 克，地肤子 10 克，土茯苓 15 克，白茅根 5 克，赤芍 12 克，白鲜皮 10 克——7 服，水煎服。

服药 1 周后，患者微信反馈，破溃皮肤部分干燥愈合，不再渗出。发痒的部位按之有结节，有欲化脓的触感。患者欣喜地发来病灶图片，表示与之前相比有明显改善。

按语

患者双侧乳房下、腋下皮肤溃烂、渗液 16 年，属于局部慢性皮肤疾病，伴有瘙痒、疼痛不适感，缠绵难愈，部位私密，严重影响生活质量，令患者痛苦不堪。

张老师查其病灶局部红肿溃烂，伴有渗出，舌红赤，脉数，辨证为热入营血，热伤血络。处方为《温病条辨》中的清营汤加味，其中生地黄为君，清热凉血、养阴生津，水牛角佐白茅根清热凉血，牡丹皮、赤芍凉血活血通络，玄参、麦冬助生地黄养阴生津，地锦草、白鲜皮、地肤子、土茯苓针对局部病灶，并引药透达皮肤，燥湿止痒，急则治其标，郁金理气解郁。

张老师辨证准确，内外同治，处方用药标本兼顾，配伍合宜，7 服药便令患者 16 年的顽疾明显好转，症状显著改善，可谓效如桴鼓。

（中国中医科学院 2017 级博士李钰整理张雪亮老师验案）

第十六章　肺结节消失案

徐某，女，48 岁，2018 年 6 月 18 日初诊。

主诉：咳嗽伴胸痛 3 个月。

现病史：患者右侧乳腺癌切除术后，近 3 个月来咳嗽，伴胸痛，偶有白痰。2018 年 6 月 7 日于山东某医院查 CT 显示双肺多发结节（大者 9 毫米）及少许纤维灶。

刻下症：患者平素脾气急躁，刻诊见面色红，舌暗淡苔黄，脉数。

诊断：咳嗽；痰瘀互结，湿阻上焦。

治法：祛湿化痰，理气解郁。

处方：消瘰丸加减。生薏苡仁 20 克，白芥子 10 克，猪苓 10 克，浙贝母 15 克，生牡蛎（先煎）15 克，夏枯草 10 克，荷叶 15 克，天冬 15 克，郁金 15 克，王不留行 10 克，半枝莲 15 克，白花蛇舌草 30 克——14 服，水煎服。

服药 2 周后，患者咳嗽见轻，晨起仍有白痰，胸痛频率降低，舌红苔黄，脉仍数，遂在原方基础上加减续服 2 月余。

9 月中旬患者欣喜前来告知，2018 年 9 月 12 日至山东某医院复查 CT，未见肺结节影像。CT 显示双侧肺纹理增多，右侧肺尖及上肺可见斑片、条索状高密度影，报告结论为右上肺纤维灶。患者诉目前仅偶有咳嗽，痰量减少，胸痛偶发。效不更方，续服汤剂半月，以巩固疗效。

按语

患者为乳腺癌切除术后，平素急躁，本为肝旺多瘀的体质，气血运行不畅，湿邪阻滞上焦，久而成痰，凝结为癥瘕，表现咳嗽、胸痛，为肺气不宣，痰凝于肺故咳吐白痰。舌暗淡为瘀阻血脉，苔黄脉数为痰瘀久蕴化热之象，辨证为痰瘀互结、湿阻上焦，治当祛湿化痰、理气解郁。

张老师将经典药对巧妙组合配伍——生薏苡仁配白芥子清热化痰；猪苓配荷叶清利湿热；浙贝母、生牡蛎为消瘰丸之意，针对肺结节病灶化痰消癥，但患者本已痰湿蕴结，故弃玄参不用；夏枯草、王不留行合用行气解郁；郁金清利湿热、疏肝解郁，天冬清热凉血，药理学证明有抗乳腺癌的效用，二药相配治疗乳腺疾病，为张老师临床常用药对，且方中使用多味有利湿作用的中药，配伍天冬亦有防止过燥伤阴的妙处；半枝莲、白花蛇舌草针对癌症病灶清热解毒，有抗癌良效。以上诸药对合用，共奏祛湿化痰、理气解郁之功。

患者坚持服用 3 个月，肺结节消失。中医由整体观念出发，治病求本，准确辨证，对于肺结节这种肉眼难以判断的癥瘕积聚，诊其外候以揣其内在，谨守病机论治，借助西医的先进影像技术手段以证明切实疗效。经验药对使用起来简便灵验，两药联合使用相须相使，增强药效，通过巧妙配伍组方治疗顽症常能应手取效，可资临床参考。

（中国中医科学院 2017 级博士李钰整理张雪亮老师验案）

第十七章　服用中药仅半月，尿酸数值下降明显

王某，女，27岁，2019年5月31日初诊。

主诉：体检发现尿酸高6个月。

现病史：自诉2年前因患月经稀发、经量过少，于是轻信住宅小区里的理疗机构宣传，每日空腹服用麻子油、松花粉，持续喝18个月后月经逐渐恢复正常。患者母亲见女儿服用麻子油、松花粉效果好，也开始一起服用。半年前患者及其母亲体检都发现了尿酸升高，患者尿酸近600 μmol/L。患者遂停止服用麻子油、松花粉，停服后月经又开始失常，同时伴发了过敏性皮炎（搔抓后起成片红疹）、肥胖（身高175厘米，体重95千克，近半年来跑步减肥，每日10公里，目前体重控制在60千克）。于某医院就诊后，开始服用医生开的碳酸氢钠片降尿酸，但尿酸一直控制得不理想，2019年5月初复查尿酸值566 μmol/L。于是来张老师门

诊，希望寻求中医途径控制尿酸。

刻下症：尿酸值566 μmol/L，月经稀发，肘部有红疹伴瘙痒，余无其他不适。舌红少苔，脉细数。

诊断：高尿酸血症；阴虚内热。

治法：滋阴清热，养血调经。

处方：百合知母汤合四物汤加减。百合40克，知母10克，熟地黄10克，当归15克，白芍10克，川芎10克，秦皮15克，桑叶15克，桔梗15克，覆盆子20克，穿山龙15克——28服，水煎服。

2019年6月28日复诊，欣喜告知服药2周后检查尿酸已下降至468 μmol/L，现在更加坚定了要用中药降尿酸的决心。效不更方，嘱原方续服半月，同时张老师建议患者平时注意控制饮食，少食高嘌呤食物，多运动，多喝水，不要熬夜，养成良好的生活习惯，才能达到更好的治疗效果。

按语

随着人们生活水平的提高，尿酸高的患者逐渐增多。单纯的尿酸高没有明显症状，易被人忽视，只有当出现痛风有关节疼痛症状时才会引起人们重视，但持久的高血尿酸，有可能造成尿酸结晶和尿酸盐结晶在肾盂、输尿管或肾小管及肾间质沉积，造成肾损害。所以，尿酸长期升高明显时需要进行治疗。

张老师诊查患者舌红少苔，脉细数，辨证为阴虚内热。方用百合知母汤合四物汤加减，百合知母汤针对主证，补虚清热，养阴润燥，其中百合用量达40克，百合可有效降低尿酸并促进尿酸排泄；另外，其含有的秋水仙碱能抗炎止痛，有效防治痛风发作。四物汤养血调经，为妇科圣方，张老师治疗月经病时常用四物汤作为底方，收效甚佳。秦皮、桑叶针对体表皮炎症状，疏散皮肤风热、清热燥湿止痒，同时秦皮能促进尿酸排泄。肺主皮毛，用桔梗开宣肺气，引药入经，治疗过敏性皮炎。穿山龙活血通络，同时也具有降尿酸的功效。针对月经稀少，重用覆盆子 20 克，加强补肾之功。

张老师常强调，医生临床就如领导者，面对患者各种繁杂的中西医症状、指标，思维不能乱，不能被眼前的症状所迷惑，重点在于快速准确地抓主症、辨证型。运用中药时除了根据中医理论指导外，各种现代中药药理学研究也要时时关注，如上方中的百合、秦皮、穿山龙，经过药理学验证发现对降尿酸十分有效，要积极吸取，为我所用，如此才能与时俱进，取得更好的疗效。

西医降尿酸短期效果较稳定，但疗程长，有并发症，病情也容易反复。中医降尿酸，关键还是辨证，虽然在化验单上都是尿酸高这一指标，但依据不同患者的舌脉与症状表现进行准确辨证，加上中医理论指导下运用的特色降尿酸药物，往往能取得速降尿酸的良效。

（中国中医科学院 2017 级博士李钰整理张雪亮老师验案）

第十八章　胃痛、反酸、烧心，中医汤药来搞定

谷某，女，60岁，2019年7月19日初诊。

主诉：胃痛、反酸、烧心4年余，加重3周。

现病史：自诉因患高血压、高血脂，故常年服用降压、降脂药。2015年出现胃痛、反酸、烧心等症状，在某医院行胃镜检查显示浅表性胃炎，服用医生开具的铝碳酸镁片等药后，症状减轻可以耐受，遂未再继续治疗。直至2019年6月24日，患者胃痛、反酸、烧心症状加重不可耐受，在另一医院住院4天，住院期间做了肠镜及胃镜检查，显示萎缩性胃炎伴食管反流。患者出院后服用医生开具的瑞巴派特片、铝镁加混悬液、雷贝拉唑钠肠溶胶囊2周，感觉症状丝毫没有减轻，反而逐渐加重。经人推荐，患者来张老师门诊求诊。

刻下症：胃痛、反酸、烧心，性急，舌淡苔薄白，脉弦缓。

辨证：食管反流性胃炎；肝郁脾虚证。

治法：疏肝健脾，制酸止痛。

处方：枳术丸加减。枳实15克，生白术15克，蒲公英15克，煅瓦楞子（先煎）15克，海螵蛸15克，败酱草15克，威灵仙15克，郁金15克，木香6克——14服，水煎服。

2019年8月2日复诊，自述服药1周后，胃就已经完全不痛了，效果甚佳，现仅剩些许反酸、烧心。原方加一味紫苏梗10克，仍开14服。患者8月16日复诊，述反酸、烧心已无，诸症全消，并连连称赞张老师医术高明，而且用药少，非常便宜。张老师嘱患者原方续服，以巩固疗效，病情好转，不必再来复诊。

按语

食管反流性胃炎是由胃及十二指肠内容物，反流入食管引起的食管炎性病变，电子胃镜下的表现主要是一些食管黏膜的破损，也就是食管糜烂或者是食管溃疡。针对这种疾病的治疗，西医一般用抑制胃酸分泌的药物缓解症状。中医辨证论治，对证下药治其本，用中药制酸治其标，往往收效显著。

张老师诊查其舌脉，细问其情志，诊为肝郁脾虚证，舌淡苔薄白，脉沉缓，为肝木犯土之象。方以枳术丸为主方，针对其肝郁脾虚之本，健脾行气，恢复脾胃气机。败酱草出自《神农本草经》，为常用的清热解毒药，其性味辛、苦、微寒，有清热解毒、消痈排脓、祛瘀止痛之功。通过临床验证，败酱草还有许多新的功用，如制酸止痛效果甚佳，但鲜有人知。败酱草再加上煅瓦楞子、海螵蛸等常用制酸药以治其标，蒲公英中所含物质可以起到抗幽门螺杆菌和保护胃黏膜的效果。郁金、木香、紫苏梗合用疏肝行气止痛。全方标本兼治，共奏疏肝健脾、制酸止痛之功。

张老师所用全方仅九味药，但配伍得宜，标本兼顾，且中药传统运用及中药现代临床新应用、现代中药药理均有涉及，可窥见其用方之精妙！

（中国中医科学院2017级硕士彭丽媛整理张雪亮老师验案）

第十九章　五苓散加减治疗脐周痛验案

温某，女，54 岁，2019 年 9 月 19 日初诊。

主诉：脐周疼痛 5 年余。

现病史：患者自诉肚脐周围疼痛已 5 年有余，疼痛感限在脐周，以下方明显。伴疲乏，呵欠频繁，寐差易醒。易出汗，眼干，眼窝下陷，口干，咽部发紧，堵塞不适。曾长期服用中药治疗，效果不明显，遂微信联系张老师求诊。

刻下症：面色少华，舌淡红，苔白腻（网诊，无脉象信息）。

诊断：腹痛；水湿内停。

治法：化湿利水。

处方：五苓散加减。茯神 30 克，猪苓 15 克，泽泻 10 克，炒白术 15 克，桑叶 15 克，浮小麦 30 克，炒栀子 10 克，桔梗 12 克，远志 15 克，合欢皮 15 克——7 服，水煎服。

患者服药 1 周，欣喜反馈 7 服药后，多年的脐周痛大大减轻，而且睡眠和精神都有好转。

按语

患者主诉为脐周痛，张老师根据患者舌象，辨证为水湿内停，津液运化失常。选用五苓散为底方，下焦气化如常，阳气不虚，去掉宣通阳气之桂枝；寐差易醒，改茯苓为茯神，养心安神、利水消肿，还能补虚治劳；桑叶、浮小麦针对出汗症状，安神止汗；炒栀子清热除烦；桔梗利咽；远志、合欢皮养心安神助眠。诸药合方，既针对其舌象所表现的湿盛之本，又兼顾标症，加对症治标药，各个击破。

全方无一味止痛药，但仅 7 服药便使多年的脐周痛应手取效，其中奥妙皆在于把握住了疾病之"本"。"本"的含义广泛，在此案例中来说，证（或者说舌脉）是本，症状是标，即湿盛是本，腹痛是标。"见痰休治痰，见血休治血"，如果只盯着腹痛去考虑止痛的药，那叫没有把握病本。张老师在临床上常强调"治病求本"，患者症状、主诉和舌脉相比，舌脉的作用应该占主导成分。临床症状万千，灵活多变，但法无定法，万变不离其宗，把握"治病求本"，往往能使普通方药发挥出意想不到之效。

（中国中医科学院 2017 级博士李钰整理张雪亮老师验案）

第二十章 对药小经方，脱发效果彰

景某，女，32 岁，2019 年 8 月 23 日初诊。

主诉：脱发 2 年余。

现病史：自诉产后半年左右开始出现脱发，逐渐加重，用手顺毛发向发梢方向拉动就有头发脱落，梳头、洗头后随地可见掉发，发量日益稀疏，影响外观，遂来张老师门诊求诊。

刻下症：脸部水肿，便秘，乏力，舌淡苔薄白，脉沉细。

诊断：脱发；脾肾虚弱。

治法：补肾健脾，养发生发。

处方：桑麻丸、二至丸、枳术丸加减。桑叶 15 克，黑芝麻 10 克，女贞子 10 克，墨旱莲 10 克，猪苓 15 克，炒枳实 15 克，生白术 20 克，侧柏炭 10 克，茯苓 20 克，豨莶草 10 克，覆盆子 15 克，牛蒡子 10 克，陈皮 12 克，炒决明子 10 克——14 服，水煎服。

二诊症状无明显变化，但恒不易方，原方加桑枝 15 克，续服 14 服。三诊自诉脱发情况已有好转，用手顺毛发向发梢方向拉动无头发脱落，但仍有便秘，加当归、郁李仁、玄参、生地黄、麦冬各 15 克，续服 14 服。四诊，脱发已明显减轻，洗头、梳头后掉发数量也恢复正常。为巩固疗效，可续服 2 周。

按语

患者舌淡苔薄白，脉沉细，张老师诊断为脾肾虚弱证。《黄帝内经》中说："肾者……其华在发。"《诸病源候论》中曰："足少阴，肾之经也，其华在发……若血气衰弱，经脉虚竭，不能荣润，故须发秃落。"女性脱发多发于产后，孕育、分娩耗损先天，肾之精血耗伤，故有脱发症状。脾肾气虚不能化水，推动无力，故便秘、乏力、水肿。

桑麻丸（桑叶、黑芝麻）出自《寿世保元》，有补肝肾、益精血之功。二至丸（女贞子、墨旱莲）出自清代汪昂的《医方集解》，其文云："补腰膝，壮筋骨，强阴肾，乌髭发。"二至丸、桑麻丸合用可滋补阴阳气血、生发乌发，均是治疗脱发的良方。茯苓、豨莶草、桑枝、侧柏炭均针对脱发而设，为张老师临床经验用药，《雷公炮制药性解》言豨莶草"强筋骨，长眉发，乌须鬓"。现代药理研究表明侧柏叶挥发油可促进毛发再生。著名中医学家岳美中先生云："发秃的形成，多因水气上泛巅顶，侵蚀发根，使发根腐而枯落。茯苓能上行渗水湿，而导饮下降，湿去则发生。"气虚不运水导致水肿，茯苓与猪苓同用，还能利水消肿。

枳术丸（枳实、白术）甘温，可补脾元气，其中大量生白术能健脾益气，又能调理中焦气机，促进胃肠蠕动，标本兼治，既能通便，又能补脾。增液汤（玄参、生地黄、麦冬）与牛蒡子、决明子、郁李仁合用，增液通便。

纵观处方，可以看出此方是数个小经方合方而成的，张老师临床处方常用"经方小药对"，"对"即"双"的意思，药对是由两味或三味药组成的，小经方形成的药对就可以称为经方小药对。数个小经方合用，既对证也对症，处方精炼，效果显著，可见张老师用方之灵活。

（中国中医科学院 2017 级硕士彭丽媛整理张雪亮老师验案）

第二十一章　数法同用治眩晕

王某某，男，61岁，2020年6月13日初诊。

主诉：眩晕半月余。

现病史：患者半月前突感眩晕，甚至无法站立，遂入院治疗，耳鼻喉科检查排除了前庭神经性疾病，先后做了脑部磁共振、脑部 CT、颈椎检查等，均无异常，仅血压稍高。住院后症状一直无改善，遂出院，医院开了降压药等对症治疗的西药，出院后未间断服药，症状依旧不见改善，遂找张老师诊治。

刻下症：眩晕，性急，舌尖红，苔少。

诊断：眩晕；肝肾阴虚，风阳上扰，痰气上逆。

治法：滋阴潜阳，化湿降逆。

处方：半夏白术天麻汤、泽泻汤、栀子豉汤加减。法半夏 5 克，炒白术 12 克，天麻 10 克，泽泻 5 克，牡丹皮 6 克，炒栀子 6

克，淡豆豉 3 克，白芍 10 克，天冬 10 克，玄参 10 克，麦冬 10 克，煅龙骨（先煎）12 克，煅牡蛎（先煎）12 克——14 服，水煎服。

患者服 7 服药后就反馈效果非常明显，眩晕基本消失。13 服药后再次反馈，眩晕感已完全消失，自我感觉特别好，血压也恢复正常，并且已自行停西药 2 天，未见异常反应。

按语

"眩"是指眼花或眼前发黑，"晕"是指头晕甚或感觉自身或外界景物旋转，两者常同时并见，故统称为眩晕。眩晕轻者闭目可止，重者如坐车船，旋转不定不能站立，或伴有恶心、呕吐、汗出、面色苍白等症状，严重者可猝然扑倒。

中医有"无痰不作眩"之说，张仲景认为痰饮是眩晕发病的原因之一，并用泽泻汤健脾利水治疗痰饮眩晕，《金匮要略》云："心下有支饮，其人苦冒眩，泽泻汤主之。"半夏白术天麻汤为治疗风痰上扰导致眩晕的常用方，是在二陈汤燥湿化痰的基础上，加入健脾燥湿的白术、平肝息风的天麻而组成的化痰息风之剂，半夏白术天麻汤及泽泻汤共同起到健脾利水以治痰饮上犯清阳之标的目的。

此患者的特殊之处在于湿气并不明显，反而舌苔少，属于阴虚之体，若利湿太过恐更伤其阴，故加入白芍、天冬、玄参、麦冬等养阴药，以滋补肝肾之阴，固护其本，方中龙骨、牡蛎则起到镇肝潜阳之功。又因患者舌尖红，性急，故加入栀子豉汤、牡丹皮清热除烦。

张老师临床遣方用药往往不跟主诉走，而是根据舌脉来下药，即

《黄帝内经》中所说的"能合色脉，可以万全"。虽说眩晕多由痰作祟，但更应注意到患者本身阴虚，不能一味化痰，养阴利水、标本兼顾方显奇效。

（中国中医科学院2017级硕士彭丽媛整理张雪亮老师验案）

第二十二章 活血化瘀法治愈顽固性湿疹案

周某，女，75岁，2020年6月5日初诊。

主诉：全身皮疹伴瘙痒，渗出9个月余。

现病史：患者9个月前，头部、背部、四肢开始出现皮损，几乎遍布全身，腿部、腹部尤重，伴剧烈瘙痒，渗出严重，被单、枕巾都沾满渗出液。在当地西医院、中医院、专科医院看了多次，每次用完药都有缓解，但停药两天就会反复。患者非常痛苦，无奈求助于张老师。

刻下症：皮肤多形性皮损，色红，渗出严重，自觉瘙痒，反复发作，眠差，舌暗有瘀点，苔少，脉沉。

诊断：湿疹；瘀血阻络。

治法：活血化瘀，祛风止痒。

处方：桃红四物汤加减。桃仁10克，红花10克，当归15克，生地黄 10 克，川芎 10 克，白芍 10 克，地锦草 12 克，地肤子 12 克，白蒺藜 10 克，白鲜皮 12 克，银杏叶 10 克，远志 12 克，合欢皮 12 克——14 服，水煎服。

服 14 服药后，患者反馈，皮疹明显好转，身上红斑部分消失或有褪色。嘱原方去当归，加芦根 10 克、白茅根 15 克，续服 7 服。患者惊喜反馈，后 7 服药服完后，周身皮损几乎恢复正常，已无渗出、痒感，无新发，湿疹痊愈。且停药 1 周，未见反复。

按语

湿疹中医称为湿疮，是由多种因素引起的一种具有明显渗出倾向的皮肤炎性疾病。以多形性皮损、对称分布、易于渗出、瘙痒、反复发作和慢性化为临床特征。本病多缠绵难愈，患者常痛苦不堪。

此患者病程长，久病多瘀，舌暗有瘀点，张老师辨为血瘀证。瘀血阻络，肌肤失养，故以桃红四物汤养血活血治本。皮肤疾病多与风邪有关，用桃红四物汤也取"血行风自灭"之意。

张老师治疗皮肤病常用"两地两白"，即地锦草、地肤子、白蒺藜、白鲜皮。"两地两白"均可祛风止痒治其标，且能引诸药透达皮肤。银杏叶兼具活血化瘀、祛风止痒之功，为治疗皮肤病常用药。又因患者眠差，故用远志、合欢皮宁心安神。

虽然湿疹病机多为湿邪浸淫肌肤，但临床不应囿于此，而应注重整体辨证，把握病机。张老师辨证准确，用药丝丝入扣，标本兼顾，方令患者顽疾性湿疹痊愈。

（中国中医科学院 2017 级硕士彭丽媛整理张雪亮老师验案）

第二十三章　汗法治疗水肿验案

郑某，女，47岁，2021年10月20日初诊。

主诉：眼睑水肿2年。

现病史：患者2年来无明显诱因出现双眼睑及面部水肿，水肿早晨严重，下午缓解，夜间加重，多方求治于中、西医未效，慕名求治于张老师。

刻下症：双眼睑、面部水肿，伴左侧耳鸣，经前加重，经前左侧头痛，左侧面部痤疮，左侧口腔溃疡，腹痛，入睡难，便秘，怕冷，月经量多、色鲜红、有血块，痛经，舌暗，尖红，脉沉。

诊断：水肿；肝郁气滞，风热上扰。

治法：疏肝解郁，散风清热除湿。

处方：川芎茶调散加减。羌活6克，防风10克，川芎12克，白芷6克，荆芥12克，薄荷12克，炒牛蒡子12克，桔梗12克，芦根 12 克，炒枳实 12 克，白术 25 克，佛手 15 克，代代花 10 克，炒栀子 8 克，淡豆豉 4 克，炒麦芽 15 克，百合 15 克，合欢皮 15 克，制远志 15 克，合欢花 10 克——14 服，水煎服。

患者自诉服药至第 9 服时，睑、面水肿即全部消失，自觉身体明显轻快，余症亦明显减轻，嘱上方继服 14 服。

按语

此例患者眼睑、面部水肿，为"水肿"病。水肿是指因感外邪、饮食失调或劳倦过度等，使肺失宣降通调、脾失健运、肾失开合、膀胱气化失常，导致体内水液潴留，泛滥肌肤，以头面、眼睑、四肢、腹背，甚至全身水肿为临床特征的一类病证。

此患者病程较长，多方求治不愈，观前医处方多为利水渗湿之剂，张老师仔细分析患者的病位，认为其水肿在头面部，张仲景在《金匮要略》中有言："诸有水者，腰以下肿，当利小便；腰以上肿，当发汗乃愈。"此例患者正当用汗法治疗。同时考虑患者兼有头痛、痤疮、口疮等症，综合分析，辨证属风、湿、热邪外袭头面清阳之位，故张老师别出心裁，选用川芎茶调散，轻清疏散，以解头面之风、湿、热邪，功不在利水消肿，而效确能肿消水散。此外，患者头痛、痤疮、口疮、耳鸣等症多见于左侧头面部，辨证属肝气左升不利，肝郁化火，上扰清阳；女子以肝为先天，患者月经不调亦属肝火迫血下行，故合以佛手、代代花、栀子、淡豆豉、百合、合欢等品疏肝行气，解郁散火。气行则湿散，佐川芎茶调散共收全功。患者兼有便秘，故合枳术丸以调中焦气机，大剂量生白术有通便之效，不传之秘在于用量。

诸药合用，看似另辟蹊径，实则是张老师对患者病机把握准确，辨证精准，法随证立，方从法出，故选方用药信手拈来，而能一投即中，取得佳效，体现了高超的辨证水平。

（中国中医科学院2019级博士宋文鑫整理张雪亮老师验案）

第二十四章　大疱性表皮松解症验案

闫某，男，10 岁，2018 年 12 月 8 日初诊。

主诉：小便不畅 10 年。

现病史：患者出生后不久出现小便涩痛，渐至小便不通，靠尿管排尿，北京某医院确诊为大疱性表皮松解症，曾予数种西药内服外用，效不明显。

刻下症：患儿生长发育未见明显异常，现尿道黏膜糜烂，反复破溃、结痂，尿道粘连，伴疼痛，尿道黏膜脱落堵塞尿道，每日插尿管配尿袋上学。口干，食欲不佳，睡眠尚可，大便正常。舌尖、舌边红，脉沉数。

诊断：癃闭；水热互结阴虚。

治法：清热利水养阴。

处方：导赤散合猪苓汤加减。生地黄 10 克，通草 3 克，淡竹叶 10 克，炙甘草 10 克，猪苓 15 克，茯苓 10 克，滑石粉（先煎）10 克，泽泻 5 克，阿胶 5 克，白茅根 15 克，芦根 10 克，炒麦芽 15 克，炒莱菔子 15 克，鸡内金 12 克，金银花 12 克，桔梗 10 克——7 服，水煎服。

2018 年 12 月 19 日二诊：服药 1 周后，小便较前明显通畅，疼痛减轻，小便仍须借助尿管，口干减轻，食欲好转。舌尖、舌边深红，脉沉。上方去滑石、泽泻，加瞿麦 10 克，生白芍 10 克。14 服，水煎服，日 1 剂。

2019 年 1 月 2 日三诊：自 2018 年 12 月 27 日至今未再插尿管，小便末端见少许血，夜尿 2 ～ 3 次。舌尖、舌边深红，脉沉。同前方 14 服，巩固疗效。2019 年 3 月 22 日回访，诉三诊服药 14 服后停药，小便基本正常，未再使用任何药物，无不适。随访至 2022 年 6 月 26 日，未见复发。

按语

根据患儿舌脉，张老师辨证属心火亢盛，火热之邪与停聚之水相互搏结而成水热互结之证，水热之邪下渗膀胱导致膀胱气化不行，故用导赤散合猪苓汤加减以清热利水养阴。导赤散出自《小儿药证直诀》，生地黄清热凉血兼能养阴；通草、竹叶清心降火，利水通淋；生甘草和胃清热，通淋止痛。四药相合，既能清热凉血，又能利水通淋，且利水而不伤阴。猪苓汤主利水清热，猪苓、茯苓、泽泻淡渗利水，滑石利水清热，阿胶滋阴润燥。另外，地黄、竹叶、甘草、泽泻为陶弘景《辅行诀脏腑用药法要》中的小补肾汤，补肾水降心火。白茅根可清热利尿，凉血生津；芦根通表里气，可以导热下行，使热从小便而出，还能透邪外出，清热生津。金银花清热解毒，《本草纲目》中言其能治"一切风湿气，及诸肿毒、痈疽疥癣、杨梅诸恶疮"。患儿食欲不佳，以炒麦芽、莱菔子、鸡内金健脾开胃。肺为华盖，水之上源，桔梗入肺经，用之以宣发肺气，肺气得宣，自然有助于小便通畅，寓提壶揭盖法之意。二诊小便明显通畅，症状大减，故改滑石、泽泻为更缓和的瞿麦，加以白芍养血敛阴止痛，与甘草组合，解痉缓急。三诊效不更方。辨证明确，诸药合用，故能14服中药拔除尿管，共服药35服，解除患儿10年顽疾，且至今一如常人。

遗传性大疱性表皮松解症是一种罕见遗传性皮肤病，发病率约为十万分之一，包括单纯型、交界型、营养不良型和Kindler综合征型4个亚型，主要表现为皮肤及黏膜摩擦后的反复水疱、血疱及糜烂等，严重者还可导致死亡。目前，临床上没有特效且公认的治疗方法，预后不佳，基因治疗是目前该病的主要研究方向。该患儿累及尿道黏膜，反复破溃脱落阻塞尿道，故小便淋涩不畅，张老师之前从未接触过大疱性表皮松解症，但按照辨证论治的思路，患者服用中药2周后，尿管就可以拔除了，3年多来无异于常人。这也是中医的神奇之处，对于没有接触过的病或西医医治效果不佳的病，采用中医思维或许可以取得不错的疗效。

（全国第七批老中医药专家学术经验继承人邓琼整理张雪亮老师验案）

　　成书过程中，我的弟子邓琼大夫
在整理和完善过程中付出了很多努力，
在此特致感谢。